Nursing Today
ブックレット・16

戦争のある場所には看護師がいる

◉目次

JN094902

戦争が起こる場所には必ず看護師の姿があります。彼女や彼らは、かつて戦時下にどのような体験をし、いまも世界各地の戦場で何を目の当たりにしているのでしょう。

二〇二二年二月二四日に始まったロシアによるウクライナ侵攻、二〇一六年にイラク政府と多国籍軍が「イスラム国（ＩＳ）」に対して行ったモスル市での戦闘、そして第二次世界大戦で従軍した八〇年前の看護師たちの身に起きたこと、さらに、現代看護の生みの親であるフローレンス・ナイチンゲールと「戦争」との深い関係を考察しながら、命の尊厳にふれる看護の原点を見つめたいと思います。

（編集部）

ウクライナからの避難民を支援する※

AMDA・TICOハンガリー合同チーム

難波 妙（特定非営利活動法人ＡＭＤＡ理事）

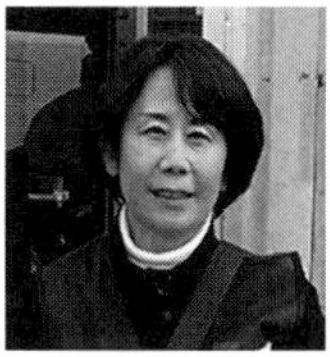

ニーズ調査から活動の開始まで

ウクライナ避難民への取り組み

ＡＭＤＡ[*1]は、二〇二二年二月末に発生したウクライナ人道危機に対し、避難民を対象にハンガリーで緊急支援活動を実施している。ウクライナから周辺国に避難した人の数は六月二一日の時点で八〇〇万人を超え、ハンガリーに逃れた避難民の数も八一万人に上る。こうした状況の中、三月七日よりオランダ在住の日本人医師一人をハンガリーへと派遣し、現地の国立センメルワイス大学に通う日本人医学生一人の協力を得て、ニーズ調査を開始した。その後、三月九日に徳島県を拠点とする特定非営利活動法人ＴＩＣＯ[*2]と

※ 初出「コミュニティケア」2022年7月号「特別寄稿：ウクライナからの避難民を支援〜ハンガリーに向かった医療ボランティア」に加筆し再構成。

合同医療チームを結成し、医師一人、看護師一人、調整員二人を日本から派遣した。

ハンガリー入りした一行は、現地協力者からの紹介を受け、ウクライナとの国境に近いベレグスラーニーなどで活動を開始。地元の医療従事者とともに避難民を対象に医療支援を行い、六月二九日までに新たに医師五人、看護師二人、調整員三人の計一〇人を順次、現地に派遣した。同時に、ウクライナとの国境にある団体、カルパッチヤハウス（Karpatalja Haz）との信頼関係の下、事態の長期化も視野に入れ、AMDAから車両一台を寄贈し、医薬品や生鮮食品等を含む支援物資をウクライナ国内の病院や児童養護施設に輸送できるようにした。加えて、両国間を行き来する産婦人科医に、クリニック外でもお腹の中の赤ちゃんの様子を診られるよう、日本から持参したポケットエコー「Vscan」を寄贈した。六月三〇日現在も、看護師と調整員各一人が現地の日本人学生三人とともに活動を継続中で、流動的なニーズに対応した長期的支援の調整や医療支援などを行っている。

戦地から逃れてきた人たちがやすらぎを得られるように

榎田 倫道（医療施設 Nieuw Unicm 看護師）

「ウクライナ人のために何かをしたい」

私が住むオランダでも、連日、報道を通してウクライナの悲惨な映像が流れていた。侵攻から数

＊1 1984年に設立された岡山市に本部を持つ特定非営利活動法人。国連経済社会理事会の総合協議資格を有し、世界32カ国の支部のネットワークを生かして、平和を脅かす要因となる災害、戦争、貧困に対し保健医療分野からの支援活動を展開している。これまでの事業実施国は、6月30日現在、延べ67カ国、緊急支援事業実施国・件数は延べ60カ国240件を数える。

＊2 アフリカのザンビアを中心に医療・農村開発などの国際協力活動を行っているNGO。1993年設立。

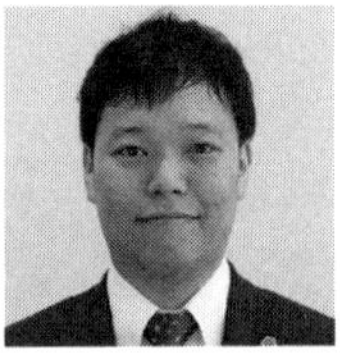

週間がたち、毎日のニュースに感覚が麻痺してくる一方、ウクライナの人たちのためになにかをしたいという思いが日に日に高まっていた。そんな中、AMDAがウクライナとハンガリーの国境で医療活動をしていることを知り、すぐにAMDA本部とコンタクトをとって、職場や関係各所との調整を行い、ハンガリー行きを決めた。

私の勤務する医療施設は慢性的な人手不足だ。二週間もの間、それも五日後には出発したいという無茶な相談だから、駄目でもともという心意気で上司や同僚に相談したところ、皆、快諾してくれた。彼らはウクライナの情勢に心を痛め、同僚の私が避難民を支援することを喜んでくれた。

ハンガリーのヘルプセンターでの様子

私が主に活動するのは、ベレグスラーニーという町のヘルプセンター（以下、センター）である。これまで町の公共施設として使われていた所で、講堂・体育館・キッチン設備があり、そこに簡易ベッドを並べて避難民が利用できるようになっている。国境を超えたウクライナ人はハンガリーが準備したシャトルバスでこのセンターに来て、短期間滞在した後にそれぞれが次の目的地をめざす。

センターを訪れる人のほとんどは女性と子どもである。幼い子どもを腕に抱いて座り込み、泣きながら電話をしている母親の姿をよく見かけた。また時折、国外への移動が禁止されている年代の男性も訪れる。彼らは、なんらかの疾患があり例外的な許可を得ているか、国境沿いの川を泳いだり森を抜けたりして隠れてやって来た人たちだった。泥だらけの靴と疲れた表情から、その道のりの過酷さがうかがえた。

センターには、銃創がある人や爆撃による瓦礫の落下で頭部に外傷がある人、糖尿病等の慢性疾患を持つ人など医療ニーズのある人もたどり着くが、基本的に多くの人が健康だ。しかし、戦時下におけるストレスが原因と考えられる頭痛を訴える人も多くいた。

センター内に設置されている医療コンテナには、診療台や超音波機器などの医療器機のほか、緊急医療キットや薬剤もコンパクトに収納されている。対応する医療従事者は、ハンガリーを中心にオランダや日本（ＡＭＤＡ）など、常時、医師一人、看護師一人程度が駐在し、二四時間体制で避難民の医療ニーズに応えている。

ボランティアもハンガリー各地から集まり、食事づくりやヘルプセンターの掃除、避難民が次に向かう都市への交通手段の確保、通訳など、各々得意な分野で活動している。

看護師と調整員としての活動

センターは被災地の避難所とは異なり、避難民の通過点に過ぎない。訪れる人それぞれが次の目的地へと向かうため、滞在時間は数時間から一日程度であり、しっかり腰を据えた治療は行えない。

そこで私は看護師として、避難民が身体的にも精神的にも一時のやすらぎを得られることを目標に活動している。具体的には医療コンテナでの医療支援、施設内での感染防止、ストレス緩和に向けた活動などである。また、センターで活動するボランティアも、長期の滞在により身体的不調を訴える人たちがいる。この人たちに対する支援にも取り組んでいる。

医療コンテナ内では、医師の診療支援（バイタルチェックや血糖測定など）に加えて、携帯電話の翻訳アプリを使用して処方薬の成分を調べたり、患者と医師の通訳をしたりしている。また診療外でも、ＥＵ圏内から寄付として大量に届いた薬品を効能ごとに分類し、必要なときにすぐに取り出せるよう準備している。薬品はフランス語・オランダ語・ドイツ語・ハンガリー語など、さまざまな言語で表示されていて、一つひとつ把握するのが大変なため、多国籍の医師やボランティアと共同で作業を行っている。

現地で数多くの避難民と接して感じるのは、ウクライナ人には日本人と似て礼儀正しく遠慮がちなところがあり、困っていてもそれを言い出せない人が多いことだ。医療コンテナの中で待っていても扉をなかなか叩いてはくれないので、私のほうができるだけ避難民の近くにいるようにしている。そしてボランティアに〝サクラ〟になってもらい、避難民の輪の中に入って肩もみをしたり、一緒に足浴をしたり、また子どもたちと絵を描いたりボール遊びをしたりして警戒心を緩め、気軽に相談しやすい雰囲気づくりをしている。こうして少しずつ関係を築くことで、笑顔を見せてくれたり、ウクライナでのつらい出来事を吐露できるといったことがよくあった。

私は看護師であると同時に調整員としても活動している。そのため、こうした医療的な活動に加え、物品の整理や運び込み、食事の準備、避難民の荷物運搬の手伝いや掃除など、できることはなんでも行っている。ボランティアは基本的に分業で活動しているが、役割を超えてお手伝いする中で多くのボランティアと交流でき、ハンガリー語を話せない私にも気軽に声をかけてくれるなど活動がしやすい環境になった。平時の医療機関と同様に、チームで働いていると仲間との関係づくりが効果的な活動をする上で重要だと実感する。

「子どもたちの力」

ここには戦争によって日常を破壊され傷ついた人たちがやって来る。多くの悲しみや困難を抱えた人たちと接する中で、私が学んだことの一つが「子どもたちの力」である。このような困難な状況にあっても彼らは遊び、走り、笑う。その笑顔と笑い声は、ともにいる母親や他の避難民をも笑顔にするのだ。私はこの瞬間を幾度も見てきた。彼らの笑顔の力を信じ、ここに来る人の痛みが少しでも軽くなるよう、活動を続けていきたい。

医療支援活動を行う現地での土台づくりの難しさ

松本 圭古（一般財団法人津山慈風会津山中央病院 看護師）

就職予定先の看護部長に背中を押されて

二月二四日にウクライナへのロシア侵攻が始まってから、毎日、テレビやインターネットのニュー

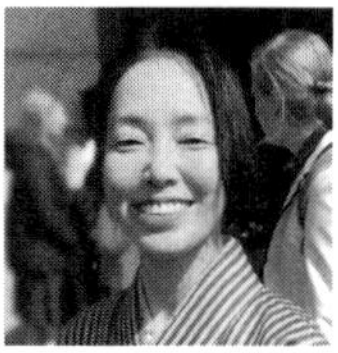

スでウクライナの状況が報じられ、国外へ避難するウクライナ人の姿に、これまでの医療支援活動で見てきた難民や被災者たちの姿が重なった。できることなら現地に行って何かをしたい。しかし、コロナ禍で渡航さえままならない状況に歯がゆい思いをしていた。

三月七日の朝、AMDAよりハンガリーでウクライナからの避難民に医療支援活動を行うための参加者を募集するとのメールが届いた。期間は三週間。私は二月に一三年間勤めた東京の病院を退職し、四月一日から岡山県の津山中央病院に勤務することになっていた。帰国は三月下旬だが、その前にもしCOVID-19に感染したり、濃厚接触者となって自宅待機になったりした場合は、始業日に間に合わない。そこで、津山中央病院の看護部長に相談すると、「心配しなくていいから行ってらっしゃい」と言ってもらい、参加を決心した。

支援内容を協議する調査員の役割

AMDAの活動に参加するのは、二〇二〇年のパキスタン水害以来、実に一二年ぶりのことだった。前回はすでに軌道に乗った活動を引き継ぐ形で現地に入ったが、今回はこれからの活動を現地の協力者と協議し、策定する最初の段階である。実際に行ってみてから、これが非常に難しいものであることを痛感した。

私は看護師である。災害現場などでは傷ついた人や病む人に向き合い、的確に判断して医療技術を提供するという、「自分の職分」をまっとうしさえすればよいと考えていた。医療支援と銘打った今回の活動では、もちろん医療職者の存在は不可欠である。しかし、それだけでは活動を始めることができないのである。

出発前にハンガリー大使館に表敬訪問し、ブダペスト到着後はセルダヘイ元駐日ハンガリー大使閣下との面談、在ハンガリー日本大使館への訪問、国立センメルワイス大学学長との面談を行い、そうした中で情報を集め、必要とされている援助と場所を探った。また、実際の支援活動の現場に行って、避難民や支援者から話を聞いてわれわれのチームがどういった形で支援に入れるのかを考え、準備を整えていった。こうした過程を経て、やっと医療職者が動けるようになるのだ。その役割を担うのが調整員である。

今回は、AMDAから難波さん、TICOから中村さんという大ベテランが参加した。〝縁の下の力持ち〟という言葉があるけれど、この二人は縁の下どころか活動の大黒柱となる存在だった。

医療支援ボランティアの活動

ウクライナ人は周辺国へ陸路で避難している。なかでも言語が近いポーランドに入国する人が多く、ハンガリーにも当時二〇万人近くが滞在していた。入国ポイントは五カ所あり、ハンガリー政府はこれらを二四時間開放し、入国審査なしで受け入れており、ほとんどの人がEU圏内の他国(多くはドイツ）に住む親族を頼って移動しているため、鉄道チケットも無料で配布していた。

私たちは現地団体のカルパッチャハウスの協力を得て、メッドスポット（MEDSPOT）という団体が行うベレグスラーニーのヘルプセンター（以下、センター）に設置された医療コンテナでの活動などに参加することになった。

センターはこれまで公共施設として使われていた建物である。一キロメートルほど離れた国境からシャトルバスが二四時間体制で運行し、センター内では温かい食事や飲み物が提供されている。

ある朝、避難民が寝泊まりをしている体育館付近に、高齢の女性が倒れていた。すでにハンガリーのボランティアが集まり、女性をマットレスに乗せて体育館の中に運ぶところで、ハンガリー人の医師が救急キットと一二誘導心電計を持って駆け寄り、心電図を撮った。ハンガリー語とウクライナ語が飛び交う中で心電図を見ると狭心症の波形を示していることがわかったので、私は救急キットの中から硝酸イソソルビドの舌下スプレーを医師に差し出した。女性は医師の処置後、救急車で最寄りの病院へ搬送された。ハンガリーではウクライナからの避難者は無償で医療を受けられるようになっている。

皆、過酷な長旅を続け、この地にやって来る。どんな無理をして逃げてきていたのだろうと思うと、私はいたたまれない気持ちになった。

＊

帰国から数カ月がたった。相変わらず毎日のようにロシアによるウクライナ侵攻の様子がテレビで放映されているが、私は今も、友人や家族にハンガリーでの経験をきちんと話せずにいる。

気丈にふるまう母親と子どもに接して

吉田 修（特定非営利活動法人TICO代表／さくら診療所 医師）

医師としての現地での活動

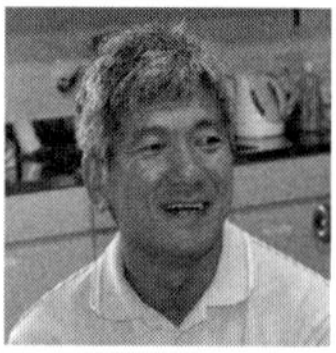

二月二四日にロシアがウクライナに侵攻を開始し、この馬鹿げた戦争によりウクライナからとんでもない数の避難民が周辺国に脱出し始めた。国際協力を実施しているNGOとして「もどかしさ」を感じていたときに、AMDAがハンガリーで避難民支援を行うとのメールが届いた。早速、菅波茂代表に電話をしたところ、AMDAとTICO合同で行うことになり、第二陣としてわれわれが派遣された。ハンガリー到着後、多くの人の協力により国境二カ所の医療支援チームに加わった。

われわれの到着後、ヨーロッパ各地から続々とさまざまなNGOが支援に訪れた。そこにはEUの壮大な理想がベースにあることを実感した。

現場では、ハンガリー人が寛大にも無条件で避難民を受け入れており、開戦からわずか二週間で官民一体となって体制を整えていた。行政手続きを簡素化し、輸送、温かい食事、宿泊、支援物資、医療が無料で提供されている。また、犬や猫などとともに避難する人を多く見かけたが、どの避難所もペットを受け入れる体制が整っており、国境の駅にもドッグフードと水飲み場が用意されていた。

避難民のほとんどは女性と子どもである。戦闘可能な一八歳から六〇歳までの男性は国から出られないからだ。夫、あるいは父親を戦地に残して国外に脱出する人の心中はいかなるものか？　言葉の壁もあり、私にはそれを直接聞いてみる勇気はなかった。しかし、ほとんどの母親は子どもの前で気丈にふるまっていた。そして子どもたちも母親の気持ちを察してか、努めて明るくしているように見受けられた。国境を越えた安心感と、行き届いた避難民の受け入れ態勢への信頼感も作用しているのだと思う。

避難民の多くは、ヨーロッパ各地に住む親戚や友人を頼って脱出しており、ハンガリーに留まる人は少数のようだった。国境のヘルプセンターに宿泊する人も短期間の場合が多く、避難民の総数に比して、ボランティアの負荷は大きくないと感じた。基本的に旅行可能な人々で、医療のニーズもそれほど高くはない。医療コンテナの仮設診療所を訪れる人は、頭痛、腰痛、不眠、子どもの嘔吐といった軽症者か、「血圧の薬が切れた」など治療継続が必要な慢性疾患患者がほとんどだった。中には、治療をしていない、かなり進行した乳がんの患者もいたが、ここではどうすることもできないため、目的地で治療してもらうよう伝え、簡単な処置のみ行った。また、ほかの医師の担当日に、心筋梗塞を起こした高齢の女性が担ぎ込まれ、心電図で診断がつき、救急車で最寄りの病院へ搬送したという事例もあった。こうした場合でも医療のインフラは整っており、きちんと対処できている。

戦争を防ぐために私たちがすべきこと

一九九〇年代、私はAMDAの派遣でルワンダ内戦の難民キャンプなどでの医療プロジェクトに参加した。あのときは、何もない場所に一カ所で三〇万人ほどが滞在する難民キャンプがいくつもできた。安全な水や食料がなくコレラが大発生し、栄養失調やマラリアのまん延など、すべてが極限状態で、当初は次々と人が亡くなっていった。しかし、徐々に国連を中心に世界中のNGOが集結し始め、少しずつ安全な水の確保・トイレづくり、食料調達ができるようになって、大きなテントを仮設診療所にして薬品を調達した。そうした中で自分たちの健康を守りつつ、難民の命を守ろうと奔走した。

今回の状況は、それとはまったく異なるものだ。多くの避難

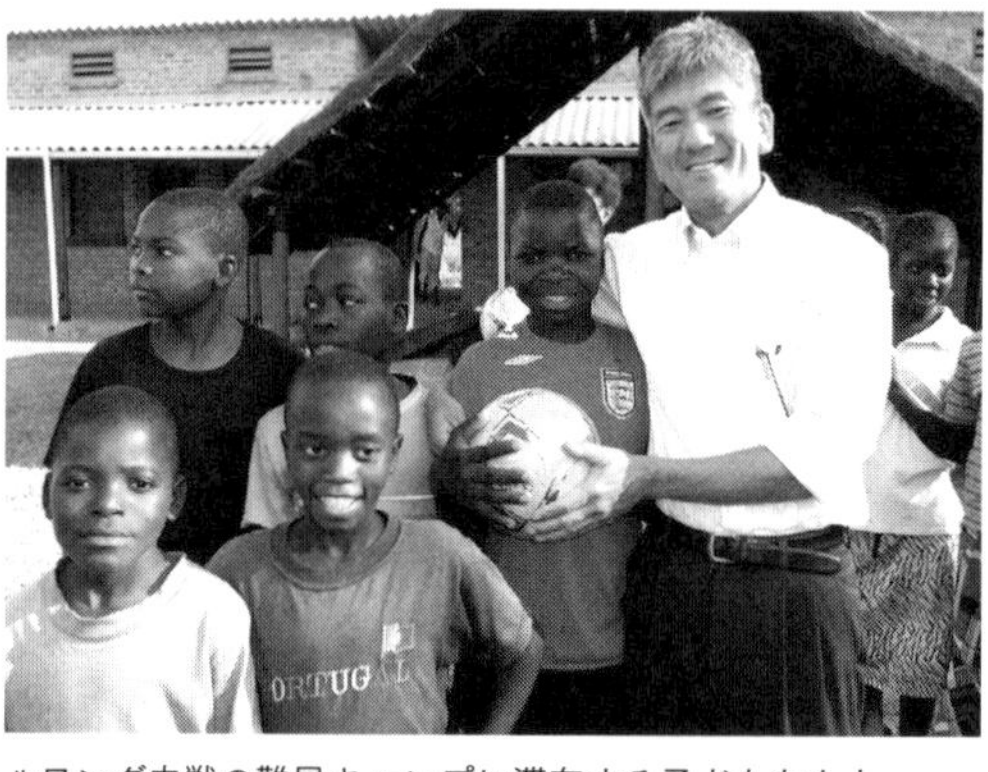

ルワンダ内戦の難民キャンプに滞在する子どもたちと。

民にとってハンガリーは通過点に過ぎず、また、インフラが整っているうえ、ハンガリー人の対応も合理的で素早く見事である。

私たちはハンガリーの医師たちと第三次世界大戦の可能性について議論した。現在、少しのきっかけでロシアとNATO (North Atlantic Treaty Organization) の戦争に拡大する可能性がある。ロシアが生物化学兵器や戦術核兵器に手を出すことも危惧されている。そして現実として、ロシアが撤退した地域から残虐な戦争犯罪の状況が克明に報道されている。それらは許し難い蛮行だ。

この戦争は二〇年以上権力を掌握する独裁者プーチンが始めた。ロシアにも国民の権利と自由の承認、言論の自由を保障する憲法があり、本来は民主主義国家である。しかし、言論統制から弾圧へと次第にエスカレートし、多くのジャーナリストや野党幹部が暗殺、あるいは暗殺されそうになった。情報は歪められてナショナリズムがあおられ、権力が選挙に介入し、戦争に突き進んだ。太平洋戦争に突進したかつての日本と同じだ。

民主主義国家VS独裁国家の戦争に、安易な妥協による停戦はあり得ないだろう。最終的には、ロシア国民が正しい情報を手に入れ、命懸けで民主主義を取り戻すまでこの戦いは終わらないのかもしれない。

私は、さまざまな困難はあるにしても民主主義が正しく、権力者の暴走を抑制し、戦争に突入させないための最良の方法だと思っている。また、現在の世界の趨勢は民主主義を基本にした国家体制であり、独裁国家は例外的だと考えていた。しかしある調査によると、実際には民主主義国家八九カ国に対し独裁国家が九〇カ国に分類されるという[1]。世界は今もなお独裁国家のほうが多いのだ。人類はそれほど進歩していない。近年でもアラブの春が中途半端に抑え込まれ、ミャンマーでも独裁者の弾圧が続いている[2]。こうした独裁者に武器を提供しているのは国連常任理事国のロシアと中国であり、確かに今の国連は機能不全に陥っている。

＊

さて、日本は大丈夫なのだろうか？　ある調査によると、日本の報道の自由度は民主党政権時は世界一一位、現在は七一位まで落ちた[3]。政府による情報の改ざん、官僚の忖度、なくならない悪質な選挙違反、有権者の無関心、下がる一方の投票率……。これではわが国でも独裁を許してしまうのではないだろうか？　そうならないためには、独裁の気配を察知し、早期に芽を摘む、質の高い民主主義が肝要である。何があっても核兵器の使用というものを広島・長崎で終わりにしなければならない。わたしたち日本人の役割は大きいはずだ。

戦争に勝者はいない。ましてや世界核戦争に生存者はいない。

〈引用文献〉
1　日本経済新聞、二〇二二年四月七日．
2　ＮＨＫスペシャル　忘れられゆく戦場～ミャンマー　泥沼の内戦、二〇二二年四月一七日放送．

3　日本経済新聞、二〇二二年五月三日．

なんば・たえ◉二〇〇三年より勤務。ＡＭＤＡインターナショナル部門の連絡調整業務を担い、二〇一一年七月より現職。二〇〇四年スマトラ沖大津波をはじめとして二〇一〇年ハイチ大地震、二〇一一年東日本大震災、二〇一六年熊本地震、二〇一八年西日本豪雨災害、二〇二二年ウクライナ避難民支援など緊急医療支援活動におけるＡＭＤＡ多国籍医師団派遣の全体調整を担当。

えのきだ・ともみち◉二〇一八年岡山医療センター附属岡山看護助産学校を卒業、学位授与機構より看護学士資格取得。同年オランダに移住し、その後オランダ語国家試験および Verzorgende IG 資格取得。現在、多発性硬化症の患者を対象とした医療施設 Nieuw Unicm に勤務。二〇一三〜二〇一四年ＡＭＤＡ本部にて職員としての勤務経験がある。

まつもと・けいこ◉金融機関勤務を経て、二〇〇二年兵庫県立厚生専門学院看護学科第一部卒業。その後、初台リハビリテーション病院に入職。二〇一八年国際医療福祉大学大学院医療福祉学研究科保険医療学専攻看護学分野看護教育学領域修士課程修了。二〇一九年立命館大学大学院先端総合学術研究科一貫制博士課程公共領域編入、尊厳死法の立法過程について研究。

よしだ・おさむ◉徳島県出身。徳島県吉野川市山川町の診療所で地域医療を実践しながら、国際協力活動を行うＮＧＯであるＴＩＣＯの代表として、アフリカのザンビアを中心に国際医療支援活動や農村開発などの国際協力活動を行っている。

紛争地の生と死——暴力の渦巻く現場で※

白川 優子

たった一つの命令やスイッチが人間の未来を壊す

ウクライナの戦争が連日報道されている。この地球上では戦争がなくなるどころか、二一世紀に入ってまでも、こうして新しい戦争が起きている。戦争は間違っている、戦争は誰にも幸せをもたらさないのだと、本当は市民レベルでは、世界中の誰もがすでに気づいているだろう。戦争の歴史をもつ日本に生まれた私たちはなおさらではないだろうか。

いったい戦争の何が悪いのか。それは、戦争というのはその時だけのできごとではなく、人間の未来を破壊するからだ。戦争が終わっても、命を奪われた人間の未来は戻ってこない。そして生き延びた人間の未来には、苦しみの連鎖が待っている。誰もが平等に与えられるべき安泰な生活の破

※ 初出「教養と看護」(https://jnapcdc.com/LA) 2020 年 10 月公開「紛争地の生と死——暴力の渦巻く現場で」に加筆し再構成。

壊は、壊れた建物を修復すればよいという次元の話ではない。

その時の、たった一つの命令やスイッチで破壊された人々の暮らしや人生には、いつまでも深い苦しみが蔓延《はびこ》り続ける。医療の側面でしか支援できないわれわれにとって、紛争地とは、やはりまた無念が多い現場でもある。

救命が優先される紛争地

私が国境なき医師団（Médecins Sans Frontières：MSF）[*1]の活動の中でそうした人々の苦しみ、心の傷のケアを紛争各地で十分に行ってこられたかと問われると、Ｙｅｓと言える自信はない。

理由の一つは、私が経験してきた派遣先の多くが、救命優先の「外傷プロジェクト」だからということが挙げられる。紛争地ではセキュリティ管理が難しく、緊急医療を最も必要としている人々のもとに辿り着いて活動をするために、救命に特化した少人数のメンバーのみでチームを組むことが珍しくない。

とはいえ、決してＭＳＦが紛争地で心の傷のサポートをおろそかにしているわけではなく、心理的なケアに特化したプロジェクトは実際に存在する。紛争地のように救命を主に行っているプロジェクトであっても、セキュリティの状況を見ながら精神科医や臨床心理士を送ることもある。

また、現場のニーズや援助の段階に沿って、その時々で強化する分野を柔軟に変え、緊急のフェー

＊1　独立・中立・公平な立場で医療・人道援助活動を行う民間・非営利の国際団体。1971年に設立し、1992年に日本事務局が発足した。緊急性の高い医療ニーズに応えることを目的としている（「国境なき医師団日本」ウェブサイトより）。

ズが過ぎたときにはメンバーを入れ替え、理学療法や心理的なケアなどにフォーカスしたプロジェクトに移行したりしながら、活動を継続する。しかし現実的には、紛争地では、質の高い包括的な医療を十分に行き届かせることや、安定した活動を継続することが困難な場合が多い。

戦争の暴力

私が紛争各地の外傷プロジェクトで目にしてきたケースのほとんどが、戦争の暴力による多発外傷だ。人々は、空爆、砲撃、銃弾、地雷などにより血を流して運び込まれてくる。腹部から内臓が飛び出し、傷の中から見える骨が粉砕し、四肢が無残にもぎとられ、もはや人間としての原型をとどめていないケースも見る。

また、爆発の場合、命中を逃れたとしても、衝撃による爆風が多くの人々を襲う。負傷した人々の身体にはコンクリートやガラスなど、吹き飛んできたさまざまな破片物が突き刺さっていることが多く、それを取り除くだけでもたいへんだ。銃弾が体内から取り出されることも珍しくなく、ミサイルの破片が傷の中から出てきたこともある。

創傷の治療では、麻酔下での洗浄やデブリードメントを数日おきに繰り返し、感染がないことを確認した後、なるべく早く傷を閉じることが目標ではあるが、創傷感染との闘いもよく直面する大きな問題だ。入院患者の予定手術に加え、新規で入ってくる緊急ケースを組み入れると、一日の手術リストはどんどん長くなる。

「これからも生き残る」ためには

怪我をした人々はもちろん、たとえそれを免れたとしても、紛争地に生きる人々が心理的に傷ついていることは間違いない。一口に紛争地といっても、国や地域、紛争の種類や規模、使われる武器などにより、市民がこうむる被害もさまざまである。紛争に巻き込まれている人々に、どの時点で心理的なサポートを提供することが望ましいだろうか。その意味では私は、救命医療の現場よりもさらに注目しなくてはならない局面があると考えている。

救命医療の現場は非常に緊迫している。医療者だけではなく、患者を運び込む人々、負傷者を囲む家族、知人たちが動き回る。特に病院の門から救急室への動線は常にごった返している。また、中庭や廊下は病室に入りきらない家族などの生活の場となってしまっていることもあり、その空間にいる人々の興奮があちこちで交差しているのが、紛争地の救命の現場だ。このような環境で

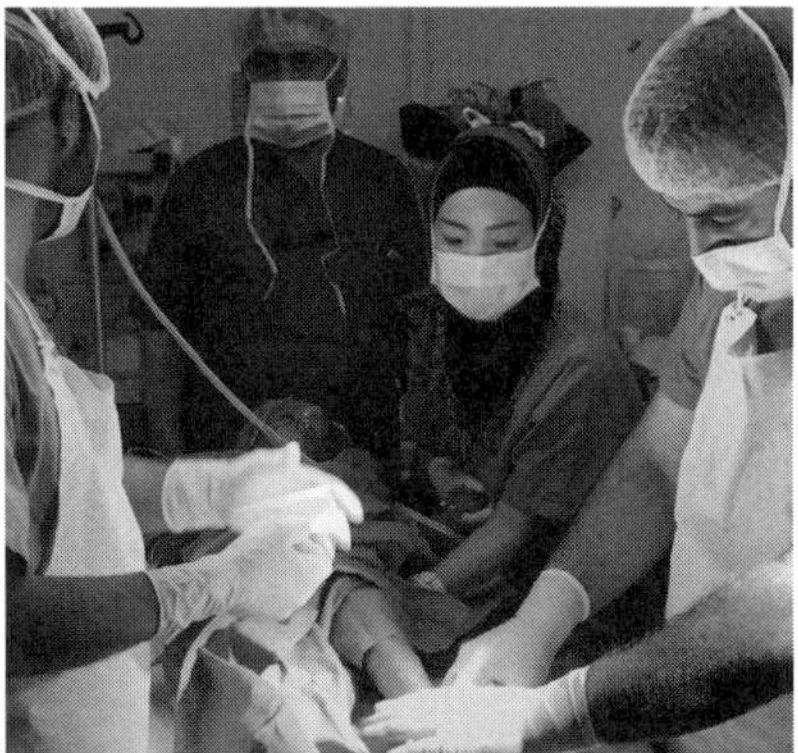

イラク・モスルでの医療活動。奪還作戦（後述）で被害に遭った人々への対応を行う著者（中央）。©MSF

果たして、患者側に心理的なケアを受け入れる余裕はあるだろうか。

生き残った患者や家族には、「これからも生き残る」という課題がのしかかる。まず、退院後に住む場所の確保が必要だ。自宅を破壊されている、または危なくて戻れないという現実を多くの患者が抱えている。病院側としてもベッド数に限りがあるため、どうにか退院後の行き先を探してもらわなければならない。こうして、患者やその家族は、行き先の確保に翻弄されることになる。

私が注目すべきだと思っているのは、彼らが退院し、病院という社会とのつながりが切れた後のことだ。危機的状況を逃れた人々の興奮状態にあった精神が緩み、今まで心の奥に押し込められていた恐怖や悲しみ、この先に対する不安などが現れてくるときである。

平穏な暮らしが、「よそ者」に支配される

二〇一七年、イラク第二の都市であるモスルに私が派遣されたときのエピソードを紹介したい。

この時期、「イスラム国」（ＩＳ）と自称するイスラム過激派組織[*2]と、政府軍を率いる多国籍軍との戦いがあり、他の多くの紛争同様、ここでも罪のない多くの一般市民が巻き込まれていた。

突然モスルにやって来たＩＳたちは、「新しい国を樹立する」と宣言し、この街を電撃的に制圧してしまった。そこには当時、平穏に暮らしていた一般市民約一五〇万人が存在していたが、突然、「よそ者」であるＩＳに支配され始め、厳しい戒律を強いられたのだ。ＩＳに逆らう者、ＩＳの怒りを買っ

＊2　表記・呼称については、「イスラム国」「イスラミック・ステート」（Islamic State：IS）、「イラク・レバントのイスラム国」（Islamic State of Iraq and the Levant：ISIL）などがある。

た者は残虐に処刑された。ＩＳは学校をも乗っ取り、子どもたちに人の殺し方を教えるようになった。逃げる者はスナイパーに狙撃され、携帯電話を持つ者はスパイ容疑で斬首された。

ＩＳの台頭から三年の月日が経った二〇一六年一一月、ついにイラク政府と多国籍軍によって、モスル奪還作戦が開始された。半年以上にも及んだ作戦は空爆や銃撃、砲弾による暴力的なものであったため、騒動から逃げまどう一般市民たちに多くの犠牲者が出た。私が派遣されたＭＳＦの病院では、血を流す負傷者の対応に追われていた。

解放された市民の中には、身体的に無傷だった者もたくさんいた。街に出ると、今まで囚われの身となっていたと思われる市民の姿がたくさん見られた。ＭＳＦが医療活動を開始する際に、現地で雇用した医師や看護師たち全員が、やはりモスルでＩＳに拘束されていた人々であったが、皆幸いなことに、少なくとも外見的には無事に解放されていた。

支配からの解放……これからどうやって生きるのか

ある日、六〇代の男性が全身熱傷で運ばれてきた。自らガソリンをかぶり、火をつけたのだという。この男性に付き添っていた、姪だという二〇代の女性が私に話してくれた。叔父もまたモスルでＩＳに支配されていた市民のひとりで、奪還作戦によって無傷で解放された。ところがその後、この叔父の精神が崩れてしまったのだという。

男性はそれまで、さる企業の経営者として裕福で落ち着いた暮らしを送っていたそうだ。しかし、突然やってきたISの強硬支配が始まり、生活が一変した。奪還作戦によって彼とその家族は解放されたが、そのとき目にしたモスルの街は、灰色一色の無残な廃墟に変わり果てていた。多くの建物は鉄骨がむき出しになり、焼け焦げて上下逆さまになった、たくさんの車が放置されていたという。――冗談のような話ではあるが、私はモスルに到着した当初、「この街の建物の壁は、水玉模様が多いのだなぁ」と思いながら、車中から街の様子を眺めていた。しかしすぐに、それはおびただしい数の銃弾痕であったことに気づき、うっかり口にせずによかったと思ったものだ。

焼身自殺を図ったこの男性は、「街が壊され、仕事を失い、養わなくてはならない家族を抱え、これからどうやって生きてゆけばよいのか」という言葉を繰り返すようになっていたとのことだった。

「幸いにも私たちは、一族全員が傷つくことなく解放されたのに……」と、姪はこぼした。数時間後には死を迎えるであろう叔父を囲み、泣いている家族がいる場所には、とてもつらくていられないと言って、彼女は外のベンチに座って上半身をよじり、壁に頭をもたせかけていた。私には、ただ彼女の背中や肩をさすることしかできなかった。

報道陣が伝えない、日常

この時期のモスルに関する報道について振り返りたい。奪還作戦が始まった二〇一六年一一月から、世界はこぞってその戦況を報じ始めた。戦いが長引くにしたがい、一旦は収束したものの、私が派遣された奪還間近の二〇一七年六月には各国の報道熱がピークを迎えていた。そして七月、ついにイラク政府が奪還宣言をすると、その瞬間を待っていた世界中のメディアが一斉に「モスルは完全に解放された」と報じ、まるでお祭り騒ぎのような状態だった。

しかしそのあと報道陣たちは一瞬のうちに撤退し、モスルは瞬く間に世界の注目対象から外れた。彼らが報じたかったのは「奪還の瞬間」であって、巻き添えになった一般市民の姿ではなかったのだ。

街を、生活を、人生をめちゃくちゃにされた市民たちの厳しく長い戦いは、まさにこれから始まるというのに、だ。ほかのどの紛争地でも同じ光景を見てきたが、そこに生きる人々は、戦争から「生き残った」そのときから、「これからも生きていかなくてはならない」という壮絶な戦いが始まる。そしてそのためには、多くの人がまずは心の傷を乗り越えなくてはならない。

しかし、その部分に、どれだけの人が注目しているのだろうか。誰からも見向きもされないことが、どれほど彼らの絶望につながるだろう。焼身自殺を図った男性は、私が見てきたさまざまな悲劇のうちの、たった一つのエピソードにすぎない。紛争地では、両親、子ども、妻、夫など、愛する家族を亡くした人々や、自分の手足を失った人々、生まれたときから戦争の暴力しか目にしてこなかった人々がいる。今まで豊かに平和に暮らしていた街が破壊される。そこには、数多くの悲惨な出来事と、それによる心の傷が渦巻いている。医療のみならず、生活、教育など、社会的に最大の援助が必要でありながら、そのいずれもが空白になっているという事実がある。

看護師として、できること

日本の社会では、医療・非医療ともにあらゆる角度からのサポートが揃っているかもしれない。心理的なケアも充実していることだろうと想像がつく。しかし、ただでさえ医療システムが崩壊しているような紛争地では、まずはその実情を発信して注目を引かなければ、医療を届けるためのサポートも集まらない。

心理的なケアにしても、カウンセリングのみならず、住民がこれから生きていくための生活づくりや、再建のための社会的サポートも併せて実施していかなければ、モスルでの焼身自殺のような悲劇は食い止められないだろう。

私は一度、紛争地の実情が世界に知れわたっていないことへの憤りから、市民が苦しむ壮絶な現場を報道するジャーナリストになろうと決心したことがある。罪のない人々が、一部の人間たちの欲望をまとった武器によって恐怖にさらされ、血を流し、泣き叫んでいる現状に対し、目の前の患者を救うこと以上に、まずは戦争そのものを止めなくてはいけないと思うようになったのだ。報道機関からも注目もされない世界の片隅で苦しむ人々を見続けるうちにそう感じるようになった。「私の行っている医療活動では戦争は止まらない」というジレンマからの決断だった。

しかし、結果として、私はジャーナリストの道には進まず、看護師の仕事も、ＭＳＦでの活動も続けている。私の無力感や挫折、ジレンマとは反対に、現地の人々が私たち医療者の存在そのものに対し、希望を見いだしてくれていることに気づかされたからだ。

医療で戦争が止まらないのは事実だ。人材も物資も十分でない環境では、理想的な包括医療提供など望むべくもない。では、その限界下で、私たちに求められるのは何だろう、そこでできることは何だろうと考えたとき、それは、そのときできる最善を尽くした医療を提供することであり、その中で看護師は患者の手を握ること、話しかけること、これだけでもよいのかもしれないと気づいた。

私は臨床心理士ではない。カウンセラーの技術も身につけていない。でも、手を握ることはできる。実際に空爆で両足を負傷し落ち込んでいた女の子や、夫とお腹の子を空爆で失くした女性の手を握り続けた結果、元気な笑顔を引き出したことがある。手を握るということは、その人を気にかけること、そしてその人に寄り添うことである。

紛争地の現状を発信する

報道機関が入らない、すなわち世界から注目されない人々がいるのであれば、その現場に入っている私たちが、傷ついた彼らを気にかければよい。臨床心理士がいなくても、看護師が患者を気にかけ、手を握って寄り添えばよい。その行為が恐怖や絶望、悲しみ、怒りを抱えている人々に希望を与えているかもしれない。

ジャーナリストになっていたら見ることができなかったであろう患者の笑顔によって、「寄り添う」という看護の素晴らしさを紛争地で見つめ直すことができた。看護学校で習った基礎だ。同時に、紛争の現状を目の当たりにした者の責任として、現地の人々がいかに厳しい状況に置かれているのかということを発信し、犠牲となっている人々が身体的、精神的、社会的に十分なサポートが受けられるよう訴え続けていきたい。

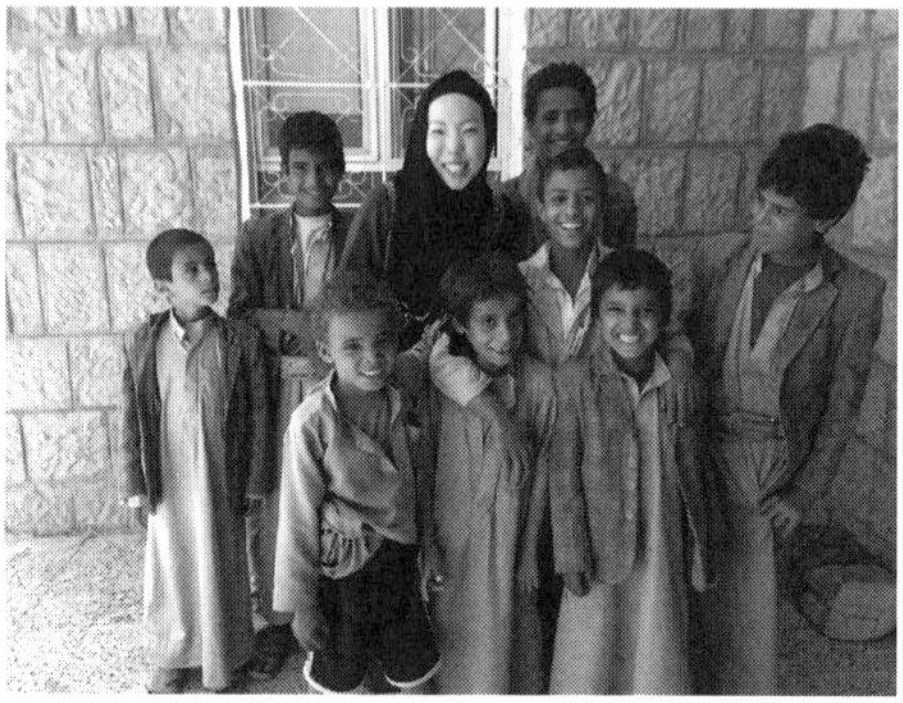
イエメン北部山岳地帯の子どもたちと。子どもはその国の希望だ。©MSF

しらかわ・ゆうこ◉国境なき医師団 看護師。一九七三年、埼玉県出身。一九九六年に地元の看護専門学校を卒業後、日本とオーストラリアで看護師の経験（手術室看護、外科病棟、リカバリー室、産婦人科など）を積む。二〇一〇年、初めて「国境なき医師団」に参加。以降、初任地スリランカをはじめ、計一七回にわたり海外へ派遣される。特にシリア、イエメン、イラク、南スーダン、パレスチナなどの紛争地を中心に活動。現在、豊富な経験を生かし、日本事務局の人事スタッフとして看護師や医師のほか非医療も含めたスタッフの採用活動に従事。二〇一八年七月に初の著書『紛争地の看護師』（小学館）を上梓。

戦時下に日本のナースたちが体験したこと※

川原 由佳里

危機感

近年、国際情勢の不安定化を背景に、憲法の改正や安全保障の枠組みの検討が行われている。国際協調を前提とした軍事協力、防衛力の強化とともに、国民に被害が及んだ場合などの事態を想定した体制づくり、訓練も行われるようになった。すでに二〇〇三年には国民の危機に際して、都道府県、市町村、医師会や日本赤十字社などの医療職の協力を義務づける国民保護法が成立した。万一にでもそのような事態が生じたとき、看護職としてどのように行動するかは無視できない問題になった。

一方で過去を振り返ると、日本の敗戦からすでに七七年を迎えようとしている。しばらくはそのことについて触れようとしない時代の雰囲気があり、私たちの世代はあの戦争から学ぶべき教訓が

※ 初出「教養と看護」(https://jnapcdc.com/LA) 2018年5月公開「戦時下に日本のナースたちはどのような経験をしたのか」に加筆し再構成。

何であったのかどころか、何が起こっていたのかさえ知らないという現実がある。

筆者は先の大戦における日本赤十字社の看護について研究してきた。戦時中、日本赤十字社救護看護婦（以下「日赤看護婦」とする）として活動された方々は現在すでに八〇歳代後半から九〇歳代となった。当時を知る貴重な手立てが失われてしまうこと、そして戦争が実体験ではなくイメージで語られる時代になりつつあることに、つよい危機感を抱いている。

このような背景のもと、本稿では先の戦争における日本赤十字社救護看護婦の看護について紹介し、戦争と看護にかかわるいくつかの論点について述べたい。

なお本稿では、当時の名称のまま看護婦という言葉を用いる。また従軍看護婦という呼称については戦後になって用いられるようになったものであり、日本赤十字社救護看護婦、陸軍看護婦、海軍看護婦などが正式な名称であった。

戦争で動員された看護婦

昭和一二（一九三七）年に日中戦争が始まり、昭和一六（一九四一）年には真珠湾攻撃を皮切りに、太平洋戦争に突入した。戦争は思った以上に長引き、日本は防衛しきれないほどに戦線を拡大した。政府は昭和二〇（一九四五）年に敗戦するまでの間、あらゆる手立てを講じて、国民を動員し、戦争を遂行しようとした。

看護にも多大な協力が求められた。日赤の看護婦しか記録は残っていないが、延べ三三、一五六人が動員された。そのほとんどが一〇～二〇代の女性であった。戦時救護を主たる目的とする日赤の看護婦が動員されるのは当然であったが、それだけでは不足したため日赤以外の養成所を卒業した看護婦も、果ては高等女学校の卒業生や生徒までもが動員された。その正確な人数はわからない。

看護婦の派遣地

図1は昭和二〇（一九四五）年時点における日本赤十字社救護班の派遣先である。北は樺太から南はジャワまで、また東はニューブリテン島（現在のパプアニューギニア）のラバウル、西はビルマ（現ミャンマー）までと広い範囲にわたった。内地が六六六個班（一個班の内訳は三三ページを参照）と最も多く、続いて中華民国の一一四個班、満州の五五個班であった。

当時の軍隊においては、前線で傷病兵が発生した場合、まず隊付の包帯所で応急処置が行わ

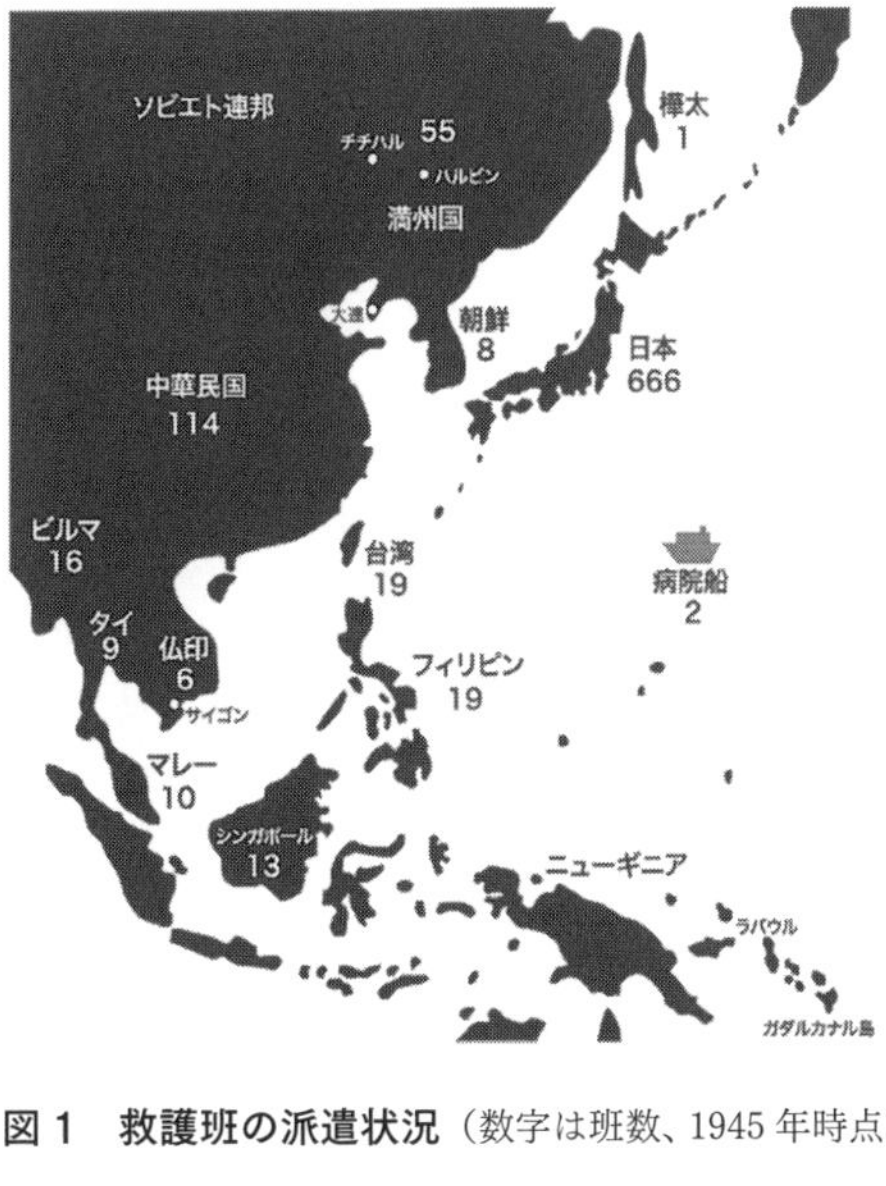

図1　救護班の派遣状況（数字は班数、1945年時点）

れ、必要に応じて前線の野戦病院から中間施設である兵站《へいたん》病院、最後方の陸軍病院に送られた。傷病兵はなるべく前線の野戦病院で回復させ、原隊復帰させるが、それが難しい場合には兵站病院、さらに特殊な治療が必要な場合は陸軍病院に送られるシステムになっていた。

　看護婦には、日赤の看護婦、陸海軍の看護婦、そして軍隊に属さず、個人や集団で救護に参加した看護婦もいた。看護婦は女性であるため、特別に認められた場合を除いては前線では勤務しないことになっていた。日赤の看護婦は原則として兵站病院までの衛生施設で勤務すること、陸海軍の看護婦は後方の陸海軍病院で勤務することが定められていた。それより前線に設けられる野戦病院は軍の衛生部隊が担当した。

　戦況が有利に働いている間は、看護婦は比較的平穏に活動できた。しかし後方であっても決して安全とは言えなかった。満州の一部の地域では、日本軍に抵抗する現地民による来襲があり、看護婦は病院の外には出られなかった。南方のフィリピンやビルマにおいては、日本軍が侵攻した当初から連合軍による空爆が行われていた。戦況が悪化するにつれ病院も爆撃の対象となり、看護婦は患者とともに防空壕や洞窟へ避難する日々が続いた。最後は看護婦も敗残兵とともに飢餓とマラリアに苦しみながら、ジャングルのなか白骨街道[*1]を行軍した。

　国内でも敗戦が近づくにつれ陸海軍病院が空襲による被害を受けた。避難中の防空壕が爆撃を受け、全員が死亡した救護班がある。沖縄戦では戦闘の真っ只中に、ひめゆり学徒隊（三五頁参照）などが動員され、多数の犠牲者を出した。広島や長崎に投下された原爆で亡くなった看護婦や看護婦

＊1　16万人の日本軍将兵が死亡したビルマ戦線のインパール作戦で、飢えや疫病で消耗した兵士たちが次々と亡くなっていった退却路。

生徒もいた。

動員のための方略

戦時における看護の需要を満たすため、多くの若い女性が看護婦として動員された。それまで日本赤十字社が準備する救護班の数は、陸海軍との協議によって決められていた。救護班は、班長である医師一名、救護看護婦長一名、救護看護婦二〇名、書記、使丁各一名で構成された。ただし戦中は医師不足のため、班長は書記もしくは救護看護婦長が務めた。他に病院船、病院列車のための救護班組織があり、それぞれ人数構成は異なった。

昭和一二(一九三七)年の日中戦争開始時における日赤救護班の準備数は一一七個班であった。その後、戦時の需要に応じて次々と救護班を編成することになり、最終的にはその数は九六〇個班に達した。なんと当初の準備数の八倍以上を編成して派遣したことになる。

看護婦の不足を補うために日赤が採った方略はいくかある。まず従来の救護看護婦を「甲種」救護看護婦とし、新たに「乙種」救護看護婦と「臨時」救護看護婦を設けた。甲種救護看護婦は、高等女学校を卒業した年齢一七歳以上二五歳までの者を生徒の採用条件とし、三年間の教育課程を修了した者とした。

新たに導入された乙種救護看護婦は、高等小学校卒業または高等女学校二年以上の課程を修了した年齢一四歳以上二〇歳までの者を生徒の採用条件とし、二年の教育課程を修了した者とした。臨時救護看護婦は、日赤以外の養成所を卒業した後、日赤病院で三カ月の講習を受けた者とした。看護婦不足を補うために救護看護婦生徒の就学期間の短縮（甲種三年課程を二年で実施）や繰り上げ卒業も行われた。

内地の陸軍病院や海軍病院によって採用された者は、陸軍看護婦、海軍看護婦と呼ばれた。これらの軍病院にはさまざまな養成所を卒業した看護婦が採用され、勤務したと考えられる。彼女たちは転属というかたちで外地の軍病院にも派遣された。海軍では大正八（一九一九）年から海軍看護婦の養成を行っており、陸軍も戦争末期の昭和一九（一九四四）年一〇月より陸軍看護婦の養成を開始した。

救護員は、日本赤十字社より救護班編成の通知を受けた支部から**図2**のような召集状を受け取り、国内をはじめ中国大陸、東南アジア、南太平洋諸島などの軍病院、病院船などに派遣された（日本赤十字看護大学蔵）。

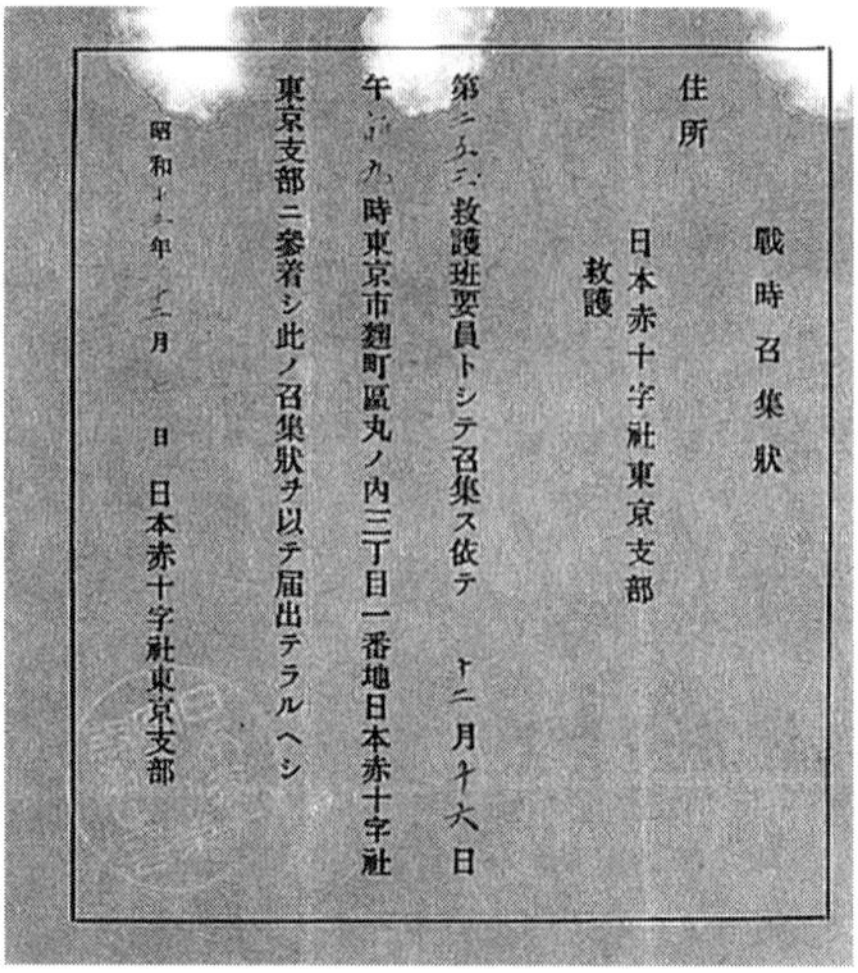
戦時召集狀
住所
日本赤十字社東京支部
救護
第二五六救護班要員トシテ召集ス依テ　十二月十六日
午前九時東京市麹町區丸ノ内三丁目一番地日本赤十字社
東京支部ニ參着シ此ノ召集狀ヲ以テ届出テラルヘシ
昭和十二年十二月　日　日本赤十字社東京支部

図2　戦時招集状

救護員は、日本赤十字社より救護班編成の通知を受けた支部からこのような召集状を受け取り、国内をはじめ中国大陸、東南アジア、南太平洋諸島などの軍病院、病院船などに派遣された（日本赤十字看護大学蔵）。

卒業した看護婦が次々と動員された

ため、国内の病院においては看護婦生徒が主力となり看護を担っていた。それでも看護婦は不足し、昭和一八（一九四三）年には一定以上看護を学んだ高等女学校卒業生に、無試験で看護婦免許を与えることにした。このなかに戦場となった沖縄の那覇女子師範女学校と第一高等女学校の卒業生がいる。彼女らはひめゆり学徒隊として動員され、多くが戦死あるいは自決に追い込まれた。

戦時における急激な医療の需要は、看護の質の明らかな低下をもたらした。看護婦はやがて、若くて経験が少ない者ばかりとなった。

軍の指揮下での活動

ジュネーブ条約に加入する国々では、戦地においては赤十字の救護班は軍の命令に従い活動することになっていた。これは救護班の側からいえば安全に救護活動に取り組むためであり、軍隊の側からいえば危険な任務地で民間の組織と協力していくうえで必要不可欠なことであった。しかし日本では日露戦争以降、日赤と軍の相互主義はなし崩しとなり、徐々に軍の支配が強くなっていく。

日赤看護婦の身分は、陸軍においては軍属とされた。非戦闘員であり、攻撃してはならない対象ではあるが、軍の指揮下に入る際には宣誓をして軍属となり、命令違反があったときには陸軍刑法および懲罰令の適用を受けることになった。この身分規定はすでに日露戦争のときから存在したが、軍の日赤に対する統制が強まるなか、やがて救護員にとって軍の命令は絶対となった。

また日本では、ジュネーブ条約が示すような国際的な規準よりも、日本古来の伝統的な考え方のほうが優れていると考えられるようになった。戦陣訓の教え「生きて虜囚の辱めを受けず」は、力の限り戦って負けたら潔く死ぬことこそが日本人の美徳であると説いた。これはジュネーブ条約が捕虜の保護を訴えるのとは正反対の考えであった。結果として、敗戦時に歩いて撤退できない兵が手榴弾などで次々と自決する、あるいは連れて行けなくなった重症患者が味方に毒殺されるなどの極限状況が生みだされた。

日赤の看護婦にも、赤十字の人道博愛と報国恤兵《じゅっぺい》（国に報いて兵を助けるという意味）の二つは縦糸と横糸のように織り合わされたものと教えられた。つまり、日赤の看護婦にさえも捕虜になってはいけないとの教えが徹底された。ある婦長は、敵に囲まれて逃げる途中に狙撃され、捕虜にならないようにと班員である看護婦に自決を求め、自ら「天皇陛下万歳」と叫んで息絶えた。追い詰められたひめゆり学徒隊が、少ない数の手榴弾を囲んで自決を試みたのも、このような背景による。

看護婦の体験

この戦争で日本は無謀な戦いをし、看護婦は悲惨な体験をした。予想をはるかに上回る数の患者が押し寄せてくるなかで、彼女たちはわずかな医療材料を用いて看護を行った。

一、〇〇〇人の患者を四人の看護婦が担当した、三〇〇人の患者に検温器が二本、一病棟に注射

郵便はがき

料金受取人払郵便

小石川局承認

7291

差出有効期間
2024年6月30日
まで(切手不要)

112-8790

105

東京都文京区関口
二ノ三ノ一

(受取人)

株式会社
日本看護協会出版会
編集部 行

ご住所□□□-□□□□ (自宅・勤務先) Tel - -	
フリガナ お名前	年齢 歳
ご職業 看護師・保健師・助産師・教員・学生・その他( )	
ご勤務先・学校名 ご所属部署・病床数 ( )床	
□学生 ( )年生 (1.大学院 2.大学 3.短大 4.専門学校 5.高等学校 6.その他) □教員 職歴( )年 (1.大学 2.短大 3.専門学校 4.高等学校 5.その他) 担当科目 ( ) □臨床 職歴( )年 (1.部長 2.師長 3.主任/副師長 4.スタッフ) □訪問看護師 職歴( )年 (1.管理職 2.所長 3.スタッフ) □資格 専門分野( ) 認定分野( ) その他( )	

☆今後の出版企画の参考にいたしますので下欄にご記入のうえご投函をお願い申し上げます.（抽選で粗品を進呈いたします.）

■今回お買い上げいただきました書籍のタイトルは？

（　　巻）

■本書を何でお知りになりましたか？

1.書店店頭　2.ネット書店：サイト名（　　　　　　　　　　　　）
3.病院の紹介　4.学校の紹介　5.知人の紹介
6.雑誌等広告：「看護」・「コミュニティケア」
7.書評・紹介記事：媒体名（　　　　　　　　　　　　）
8.弊社サイト　9.学会展示　10.その他（　　　　　　　　　　　　）

■本書についておたずねします.

①本書の内容はあなたのご期待に応えられるものでしたか？
1.期待以上　2.期待どおり　3.まあまあ　4.期待はずれ
※理由を教えてください.

②本書の内容全般についてのご意見・ご感想をお聞かせください.

■本書以外に最近購入された看護関係の書籍タイトルは？

■今後，出版を希望される書籍のテーマ・内容は?

■弊社からの新刊案内等を希望されますか？

□メールによる新刊案内（メルマガ形式・プレゼント情報あり）等を希望する(E-mail:　　　　　　　　　　　　)
□希望しない

★ご愛読およびアンケートへのご協力ありがとうございました.
弊社ホームページ（https://www.jnapc.co.jp）や広告などで，匿名にてご紹介させていただくことがございます.
★個人情報は厳重に管理いたします.

器が二～三本しかなかったという記述もある。撤退する途中、歩けなくなった兵に「助けて」「連れてって」と訴えられ、ただ「がんばりなさい」と励ますしかできなかった場面もあった。自らも爆撃を受けて負傷し、感染症と飢えに悩まされた。

戦争終結直前のソ連軍の侵攻により、命や暴力の危険にさらされ、その後も中国の内戦に巻き込まれ、長く日本に帰れなかった看護婦もいる。日赤の看護婦は、日中戦争から太平洋戦争終結までに一、一二〇名が殉職した。その他の看護婦にどれほどの犠牲者があったのか、正確な数はわからない。

この戦争では、看護婦一人の努力ではとうてい太刀打ちできないような状況が生じた。あふれかえる戦傷病者を前にして、療養設備、医療材料、人員の何一つ整っていない状況に置かれた。助けられたはずの命、必要のなかった苦痛がたくさんあった。そのような場に看護婦として立ち会うことがいかに悲痛な体験であったかと思う。

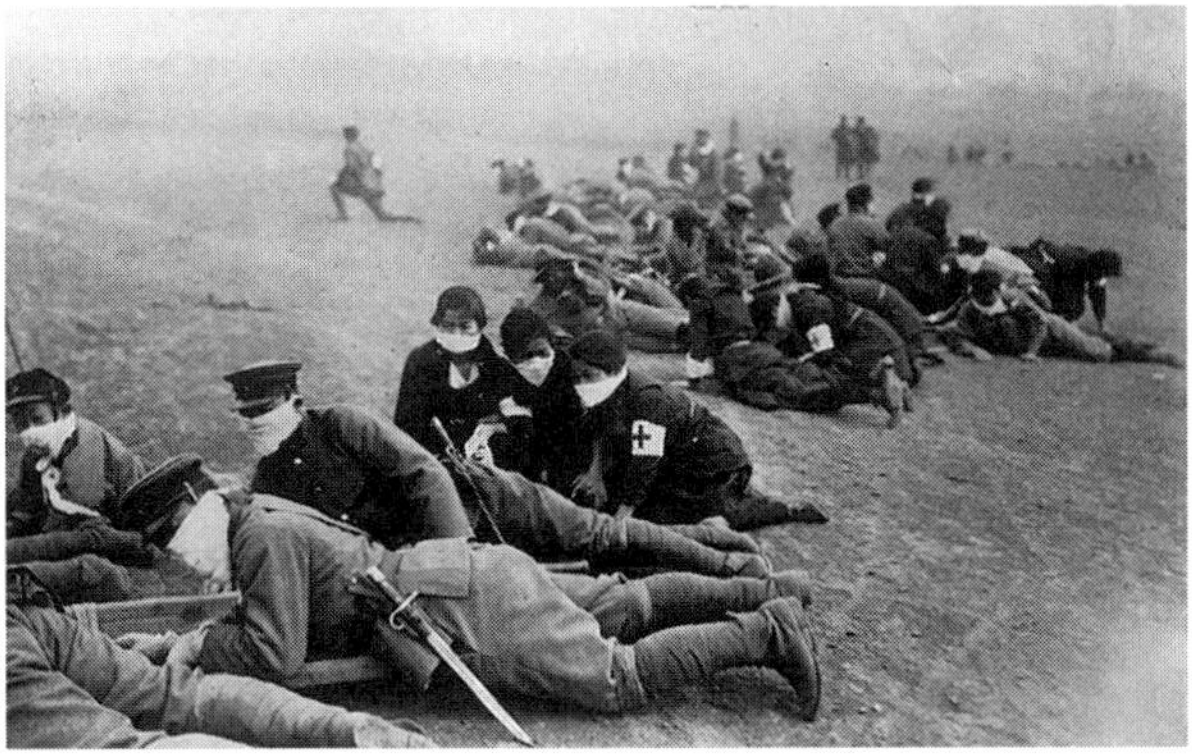

満州事変時、実際の戦闘場面ではなく、軍隊との共同訓練を撮影したものと思われる（1931年9月）。*Bundesarchiv, Bild 102-12301 / CC-BY-SA 3.0*

戦争と看護をめぐる論点

戦争と看護をめぐる論点はいくつかある。一つは看護職としてどのように戦争に向き合うかである。インタビューのなかで元救護看護婦は皆、必ず「二度と戦争をしてはならない」と語った。まったくそのとおりである。戦争はいったん始まってしまうと後戻りが難しく、人間の自由や権利をすべて奪ってしまう。平和なときの思いや努力は一切通用しない。最も重要なのは戦争をしないことであり、回避するための最大限の努力である。

とはいえ、それでも戦争が起こってしまったら、看護職として目の前にいる傷ついた人に手を差し伸べずにはいられないのではないか。そのとき、さまざまな政治の力が働く場で、看護職の活動を人道的たらしめるものは何か。それを統制する力を、私たちはもっているか。

事実、赤十字は戦争を前提とした組織であったし、今もそうである。人間同士が殺し合うという最も非人間的な状況における人間性、すなわち敵であっても傷ついた者は助けるべきだという人間性の存在に賭けている。しかしその理想の実現は容易ではない。先の戦争が示すように、交戦国の間で優位に立とうとして条約違反が行われることもあるし、人道活動そのものが戦争の仕組みに位置づけられるなかで純然たるものではなくなり、気づいてみれば、兵士が安心して戦うための後方支援、ついには戦争の歯車となってしまうこともある。

そしてもう一つの論点は、先の戦争での看護の体験、その教訓をどのようにして未来に引き継ぐかである。

終戦から長い年月が過ぎ、戦争は遠い存在となった。現代に生きる私たちには、戦時に言論が統制され、国家のために戦争に協力を求められる事態をリアルに想像するのは難しい。筆者自身もそうであったが、敵の攻撃にさらされ命の危険を感じた、病床数をはるかに超える大勢の患者が押し寄せ、物資が極度に不足するなかでの看護を行ったという看護婦の体験をイメージすることが難しかった。ましてや玉砕戦場で自決を遂げた、重症患者を毒殺したなどは、当初は事実として受けとめるのさえ難しいものだった。

冒頭で述べたように、戦争を体験した先輩が高齢となり、その体験についての語りを直接聞ける機会が少なくなったことの影響は大きい。体験者の語りを通じて私たちが得ていたものは、おそらく起こった事実についての知識だけではなく、かれらの怒りや悲しみ、苦しみであり、平和への強い願いであった。それらを損なわないように、語りを未来に引き継ぎ、伝承していくことができるのだろうか。それが今、課題となっている。

かわはら・ゆかり◉日本赤十字看護大学教授。一九九八年日本赤十字看護大学大学院看護学研究科博士後期課程修了、博士号（看護学）取得。二〇一一年國學院大學大学院文学研究科博士後期課程修了、博士号（歴史学）取得。著書（共著）に、第二次大戦で救護活動を行った看護婦（当時）の体験を記録した『戦争と看護婦』（二〇一六年、国書刊行会）などがある。

「博愛」の象徴としてのナイチンゲール※

松野 修

ナイチンゲールと「博愛」

日本では日清戦争、日露戦争をきっかけとして日本赤十字社従軍看護婦の活躍が伝えられ、それに伴ってナイチンゲール神話が広く流布していった。戦前の日本では、ナイチンゲールが赤十字社やジュネーブ条約[*1]と切り離されて語られることはむしろ稀だった。一八八六年、国際赤十字連盟への加入を契機に日本赤十字社はその支部として再編されたが、このジュネーブ条約ないし日本赤十字社を象徴するのにうってつけの人物がナイチンゲールだったのである。

赤十字条約実現の功績はアンリ・デュナン[*2]にあったとはいうものの、デュナンの肩書は篤志宗教家というべきもので、彼の事跡を語ろうとすればキリスト教についての説明が多くなりすぎるため、

※ 初出「教養と看護」(https://jnapcdc.com/LA) 2017年11月公開「象徴化されるナイチンゲール～〈博愛〉が担った戦争の正当性」に加筆し再構成。

キリスト教圏内ならともかく、日本ではそれは受け入れられない。その点、かつて戦場に派遣されたナイチンゲールは、赤十字社従軍看護婦の前ぶれとしての位置にある。加えて、ナイチンゲールは自らが看護団を編成したときから、特定の宗派を越えた非宗教的性格を持たせることに腐心していたし、彼女自身も世俗の民間人としての性格を保持するために慎重に行動していた。そのため、民族や宗教を越える道徳的項目、つまり「博愛」を体現する人物としてはナイチンゲールのほうがずっと好都合だった。それに何といっても、未婚の貴婦人のほうが訴求力は抜群に高いではないか。戦前から「世間ではナイチンゲールが赤十字社を創設したかのように誤解されている」と指摘されてきたが、そうした誤解を招くように意図的に象徴操作が行われてきた、というべきだろう。

こうした背景のもとで、戦前の日本ではナイチンゲールは赤十字社を象徴する存在となった。国定修身教科書では、ナイチンゲールの事績は「博愛」という徳目に関連づけられ、教師用指導書にはその際、赤十字社についても解説するよう指示されていた。戦前の国定修身教科書に登場する西洋の女性はナイチンゲールただひとりだったこともあって、彼女の知名度は抜群となった。ただし、「博愛」とは当時の社会にあって、傷ついた犬を世話して満足するような、腑抜けた心がけなどではなかったことを強調しておきたい。

一九四五年以前の日本社会において「博愛」とは、軍国主義や「忠君愛国」と相反するどころか、「軍国」も「忠君」も「愛国」も、「博愛」なくしてはその正当性を失いかねないほど切実な関係にあった。そもそも徴兵制が現に機能しており、戦争勃発の可能性が常態化していた戦前の日本にあって

＊1　武力紛争の際の傷病者、捕虜、文民の保護に関して規定した国際条約
＊2　ジャン・アンリ・デュナン（Jean Henri Dunant, 1828-1910）はスイスの実業家で、赤十字社を創設し、1901年に第1回ノーベル平和賞を受賞した。

は、一般成人男子が海外に派兵され、実際に戦闘に参加する事態がいつ起こっても不思議ではなかった。だからこそ、「一旦緩急アレハ義勇公ニ奉シ」という『教育勅語』の一節は、今日とは比較にならないほど迫真性を帯びていたのである。

そして戦闘にあたっては、非戦闘員に危害を加えないのはもちろんのこと、敗軍の将兵を辱めず、捕虜を虐待せず、敵味方の別なく救護してこそ、はじめて戦争の究極の目的が達成せられる。なぜなら、敵国人民が自から積極的に帰順してこそ、真の平和が実現するのだから。のみならず、戦闘で勝利を収めるだけでなく、国際世論を味方につけてこそ、和平交渉の場で優位に立つことができる。だから「万国公法」、すなわち戦時国際法に違反するような行為があれば、自国の利益に甚大な損害をもたらしかねない。プロイセンの軍事研究家クラウゼヴィッツが見事に言い当てたように、まことに戦争は政治的交渉の延長にすぎないからである。

第一、戦場で婦女子を凌辱し、人民に暴虐を振るうようなことがあれば、「正義を実現する天皇の軍隊」はたちまちその正当性を失うではないか。『教育勅語』が「博愛衆ニ及ホシ（広くすべての人に愛の手をさしのべましょう）」と謳った理由は、実にここにある。国民道徳における「博愛」の程度如何は、外交上の大きな課題となってのしかかっていた。「博愛」を基礎とする赤十字条約は、日本にとって欧米各国との間で交わされた最初の対等な国際条約であり、日本国政府の国際赤十字連盟への加入は、「東洋の文明国」の証であったのである。

ナイチンゲールという人物に託されていた博愛的行為は、戦場においてこそもっとも厳しく国民に要求されるべきものだった。こうした社会的背景に鑑みれば、ナイチンゲールについての物語は、戦争をも含んだ広義の国際外交の文脈の中で読み解かれるべきことがわかる。以下、順を追ってその間の事情をみていこう。

陸軍大臣が説いて聞かせた赤十字条約

日本へのフローレンス・ナイチンゲールの紹介は、看護婦養成機関の設立とともに広まった。筆者が知る限り、ナイチンゲールについての日本最初の記事は一八八六年（明治一九年）の『女学雑誌』に収められた「京都看病婦学校設立趣旨書」の中にある。ナイチンゲールについての記事はそれから後、すぐに増加する。その背景には、日本政府が国際赤十字条約へ加盟したこと、それに伴って赤十字社が看護婦養成に本格的に乗り出したことがあった。

一八八六年七月、日本政府はジュネーブ条約（赤十字条約）に加盟した。当時の陸軍大臣・大山はこの機会をとらえ、自ら筆を執って「赤十字條約解釈」（一八八七年／明治二〇年）を著し、現役の司令官や兵士だけでなく、有事の際には軍隊に戻る在郷軍人にまで条約の主旨を教え諭し、確実に守らせるよう指示した。大山が執筆した「赤十字條約解釈」には、難しい熟語には意味を解説するためのルビも振られている。

大山は職業的な訓練を受けている将校（司令官）だけでなく、徴兵されて戦争に参加することになる一般の兵士、つまり戦争のないときにはふつうの市民として生活している者たちにも、その主旨を徹底しようとした。この時代、陸軍大臣は教育者でもあったのだ。「赤十字條約解釈」の冒頭では、戦闘の勝敗が決し、敵が抗戦の意志を失えば攻撃を加えてはならないと、以下のように教えている。*3

往昔《むかし》は戦争《せんそう》といえハ敵《てき》を殲《たお》し財産《さいさん》を掠《かす》めて尚《な》ほ飽《あ》くこと無《な》かしりか、人智開《じんちひら》け法律整《はうりつととの》ふに随《したか》ひて戦争《せんそう》の主義《しゆぎ》も亦共《またとも》に改《あらた》まり、敵《てき》と雖《いへ》とも我《われ》に抗敵《はむかふ》の心《こころ》を減《けん》し、其力《そのちから》を失《うしな》へば即《すなわ》ち之《これ》を敵視《てきし》することなし。故《ゆへ》に彼我対戦《ひがたいせん》するも、彼《かれ》に於《をい》て兵器《へいき》を棄《す》て亦《また》は抗敵《はむか》ふ状態《ありさま》を止《や》むる時《とき》はすなはち之《これ》を敵《てき》と見做《みな》さゝるを法《はふ》とす。

〈その昔、戦争といえば敵をみな殺しにし、敵国の人びとの財産を盗み、それでも飽きたらずにやりたい放題の乱暴をはたらいた。しかし文明が進み法律が整備されるに従って、戦争のありかたも変わってきた。今ではたとえ敵であっても抵抗の意志をなくし、戦う能力を失った者は敵と見なしてはならない。たとえ戦闘中であっても兵器を捨て、降伏したときにはこれを敵として扱わないように。〉

本文では将兵に対して、掠奪をしたり、みだりに非戦闘員を襲ってはならないと戒め、負傷者は敵味方の別なく救護せよと、それぞれの条文に則して事細かに解説を加えている。

＊3　宮井悦之輔 編『軍人緊要 護国の礎』五車書楼刊、1889年（明治22年）より。この本は軍隊の諸規則をまとめたもので、軍人勅諭とその解説の後に日本赤十字社の規則が載っており、その後に大山による「赤十字條約解釈」が掲載されている。

陸軍軍医総監が作成した赤十字条約のスライド教材

大山陸軍大臣が著した「赤十字條約解釈」はその後、軍隊内で使用される教本や社会人を対象に編纂された軍隊読本を通じて日本中に広がっていった。ただし「赤十字條約解釈」にはこの条約ができた背景、つまり赤十字条約は日本にとってどんな意味をもっているのか、この条約が結ばれるまでにはどんな議論があったのかなど、広い視野からの解説はなされていない。この解説は赤十字社自身による宣伝活動の中で行われた。

なかでも石黒忠悳《ただのり》の『赤十字幻燈演述』（一八九一年／明治二四年）は、ナイチンゲールと赤十字社とを結びつけるために重要な役割を担った教材である。これは、陸軍軍医総監であり、日本赤十字社の役員でもあった石黒が赤十字社活動を普及宣伝するために自ら原稿を著し、写真を選択し、画家に依頼してガラス絵（今でいうスライドのようなもの）を描かせたもので、日本で最初の視聴覚教材ともいわれている（**図1**）。

石黒は「明治二十三年の年末より演述按の稿を起し妻久賀子と

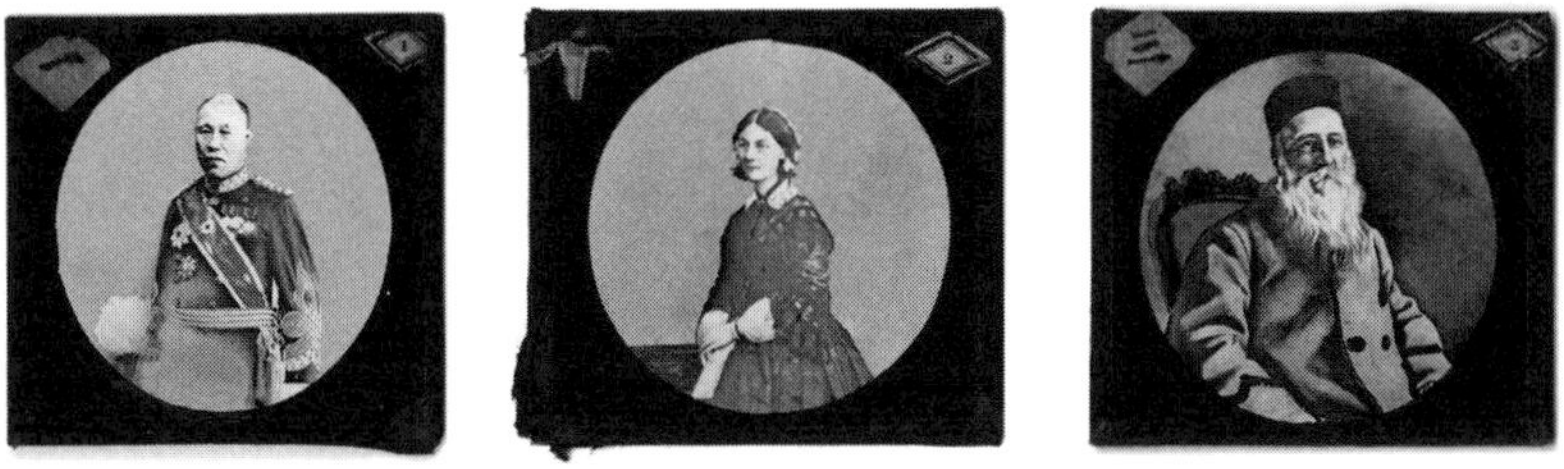

図1　幻燈（マジック・ランタン）

17世紀にヨーロッパで発明された、ガラスに描かれた絵や写真などをレンズで拡大して投影する装置。写真は左から石黒忠悳、ナイチンゲール、アンリ・デュナンの肖像。（写真提供：日本赤十字社）

謀て図按を撰み、遂に此幻燈演述を創めたり」と記している。夫人もこの教材の編集にあずかったのだ。初演は一八九一年七月一四日、芝離宮で「皇后陛下及皇太子殿下」を前に披露された。この夜は石黒忠悳が口述し、久賀子夫人が幻灯機（スライド映写機）を操作した。夫婦そろってたいへんな熱の入れようである。

一八九三年（明治二六年）の改訂版では、一番はじめに石黒忠悳自身の肖像を写し出し「拙者は日本赤十字社員石黒忠悳なり。〈中略〉今夕は此盛会の為に○○○○○君に演述の労を嘱託せり、諸君は○○○○○君の述べらるゝ処を余と思ひて聴き玉はんことを希望す」と口述するよう指示している。「○○○○○」の部分は実際の原稿にある記号である。石黒はこのようにして、自分以外の者でも講演者として壇上に立てるようにし、広く日本中で幻燈会を開催できるよう工夫を重ねた。[*4]

幻燈会では石黒忠悳の姿の次に、赤十字社を創設したアンリ・デュナンではなく、フローレンス・ナイチンゲールの肖像を映す。そして、彼女の事跡から実質的な講演を始めている。

今を去ること三十八年前、西洋の千八百五十三年より六年まで四年に亘り仏英の二国合縦して魯国と戦ふたることあり。「クリミヤ」の戦是なり。此の戦は此百年以来に名高き大戦にて、加之気候悪しくして疫病流行し、病者は営舎・天幕・軍艦に充ち、死者は山野に横り、其惨状目も当てられざしりが、此時英国のフロレンス、ナイチンガールといへる貴嬢あり（第一号[*5]）

＊4　「赤十字幻燈」で使われた台本とガラス絵は、北野進『赤十字のふるさと』雄山閣刊、2003年に収載されている。
＊5　「第一号」とは、この箇所で“第一号の図を投影する”という指示。

デュナンについては「瑞国ヘンリーヂュナントといふ人、戦況視察の為に戦地を実践したるに、〈中略〉（第二号）「ソルフェリノ」紀念と題せる冊子を著し刊行して世に公にし、遂に救護会社の起さざるべからざる事を思ひ立ち」とあり、ナイチンゲールについては無論のこと、デュナンについても宗教的な観点からの説明は完全に払い去られている。

続く赤十字標章の由来についても、キリスト教との関連が積極的に否定されている。「白地赤十字の標章は全く瑞西国の国旗の裏を取りたるものにして、別に宗門等の関係に出たるものにあらず。」赤十字の旗はデュナンの故国スイスの国旗を元にして赤白を反転させたにすぎないのであって、キリスト教とは何の関係もないとの弁明である。一八〇〇年代、国際赤十字社の設立運動をヨーロッパの域内で広げ、多くの賛同を得ようとしたときには、国境を越える共通の価値観としてキリスト教の博愛精神に訴え、十字架を象徴として持ち出すことは、なかなかうまい方法だったといえる。けれどもその運動がさらに拡大してキリスト教文化圏を越えようとすれば、かつては有効だったこのシンボルは、たちまち障害となった。実際、現代でもイスラム教圏では赤十字ではなく、赤新月旗を使用している。

しかし、日本赤十社はアジア文化圏内にありながら、いち早く十字架の使用に適応してきた。それは国際赤十字条約に加盟し「アジアの文明国」であることを内外に誇示することが、日本の国際戦略としてどうしても必要であったからである。だからこそ『赤十字幻燈演述』は条約加盟について、わが国は文明国としての資格審査を経た上で加盟を許されたのだ、と誇らしげに説く。

近年は欧州文明国にては此同盟に入らざれば自ら其国の品位何となく卑しき如き感ある故に、加盟を請ふ邦国日々に増加す。随て容易に加盟を許さず。此に加盟するには大約四個の資格を調査証明する事となれり。其一は其国の宗教、其二は其国医学の程度、其三其国が戦時傷兵に遇する歴史、其四其国の民俗が戦時傷兵に対する心事実例是れなり。

日本が赤十字条約締結国として認められたということは、西洋文明国の一員としてその仲間に加わることができたことを意味しているのだ、と説いている。日清戦争後に刊行された『西洋傑婦伝第二編 ナイチンゲール』[*6]は、この事情をもっと率直に語っている。

東洋に於ける締盟国は我邦の他に暹羅《しゃむ》一国あるのみ。不幸にして我隣邦支那朝鮮は今日に至るも未だ加盟せざるなり。否、せざるにはあらず。する能はざるなり。〈中略〉博愛愛仁寛厚の赤十字なる文明的行動が、果して彼等によりて適当公明に履行せらるべきかは、甚危き限りなり。〈中略〉彼等は列国の間に相等の有資格者たることを認識せられざるなり。東洋に於ける締盟国は実に我国を以て嚆矢とせり。

日本は文明国なのだから、西洋の文明国がやっているように、近隣のアジア諸国を植民地支配す

＊6『西洋傑婦伝 第二編 ナイチンゲール』勁林園主人（中村勁林）編、東洋社、1901年。ちなみに同書の第一編は「ジャンダーク」（ジャンヌ・ダルク）、第三編は「マリア・テレザ」である。

る資格がある、という説明である。これは福沢諭吉が説いた「脱亜入欧論」[*7]の変奏である。

国際法学者が説いた日本赤十字社の「忠君愛国」

日本赤十字社の設立は、日本が国際社会で対等な待遇を得ること（「入欧」）を動機としていた。しかしわが国独自の文化的背景にさえぎられて、キリスト教という共通の価値観を持ち出すことはできなかった。そこで日本政府は、十字架というシンボルから宗教性を取り去りつつ、天皇の権威に直結させることで日本赤十字社の国内での権威を高め、そうすることによって赤十字社がいかに重要なものであるかを国民に説得しようとした。

戦前の国際法学者・有賀長雄は、以上のような日本赤十字社の特性をものの見事に描き出している。有賀は、日本赤十字社の特徴は「忠君愛国主義」にあると説く。

> 外国の赤十字社は多く宗教上の観念に基拠する所あり。之に反して本邦の赤十字社は純潔たる忠君愛国の情より起り、且つ徴兵の制度と密接の関係あり。是亦他国に於て更に類例を見ざる所たり。

本来、赤十字社は宗教団体ではないし、その徽章たる赤十字もキリスト教とは直接関係がない。

＊7　アジアから脱して、欧米諸国の仲間入りをすること。日清戦争前後のアジア観の１つとして言われた言葉。1885年（明治18年）の福沢諭吉の「脱亜論」が代表的。

しかし、西洋においてその活動は宗教団体の活動と密接に関係していた。

特志看護婦の如きも多分に尼寺の出す所にして、之を出家看護婦と称し、独仏戦争に於ては大功ありしなり。

むろん西洋の赤十字社がこういう性格を持っているからといって、それで弊害があるというのではない。我が国の実情とはこの点で異なっていると指摘しているにすぎない。

本邦に於て吾人が赤十字社の事業に熱心なる所以のものを分析せば、二あり。曰、特志救護の事業を盛にするは至尊の嘉みし給ふ所なるを以て、熱心従事し、以て臣子の分を尽さんとすること。及び我が病傷兵士は国民に代りて身命を投じ、国家の防御に力を尽さんとして此の不幸に逢ひたるものなれば、国民たる者は之を救護し、此を愛恤せざるべからずと感ずること是なり。一言以て之を掩へば、我が赤十字は忠君愛国の情に依りて立つものなり。

つまり赤十字社の活動は、皇室の意志を体現するものであるから忠君である。また戦時にあっては、徴兵に応じ国のために戦うのは愛国の行為であり、この兵士を救護するもまた愛国の行為であると述べられている。

一九四五年の太平洋戦争終結までの日本にあって、日本赤十字社が掲げる「博愛」のスローガンは、忠君愛国と相反するどころか、これを補足するものとして欠くことができないものだった。有賀の「日本赤十字社の優点」はこの事情をきわめて的確に説明している。

日本赤十字社の総裁は皇后がこれを務め、皇后自らが総会に臨席し、赤十字病院をしばしば訪問したこと、赤十字病院の建設に際しては皇室から多額の下賜金があったことなど、日本赤十字社と皇室との特別な関係については、国民に向かって繰り返し宣伝されてきた。

皇室の権威を借用したのは、日本だけの特質ではなかった。国際赤十字条約の実現に奮闘した国際法学者たちは当初から、各国政府を説得するにあたって、皇帝や王室の権威に訴えてきた。

デュナンは王室の権威を梃子《てこ》として利用しただけでなく、各国における戦時救護活動の事例を発掘して説得にあたっている。デュナンが国際赤十字条約の理念を記した『朔爾弗里諾之紀念（ソルフェリーノの記念）』には、ミラノ大司教の聖カルロ・ボルロメーオ、カステル・モロンのベザンゼス司教、ブザンソンの修道女シスター・マルト、クリミア戦争におけるフランスの修道女たち、ロシア大公后エレーヌ・ポーローナ、そしてイギリス陸軍看護団長フローレンス・ナイチンゲールとメアリ・スタンレーらの名前が挙がっている。日本赤十字社はキリスト教の聖者やロシア皇太后（！）の事跡を引くわけにはいかないので、ナイチンゲールをそのシンボルとして選択したのだった。

一九〇一（明治三四）年の時点で「我邦赤十字社病院看護婦学校（及各県支部）にては、生徒卒業の際に必《かならず》嬢（ナイチンゲール）の写真一葉づゝ下附して、以て座右の銘に備へしめ居れり」*6とある。

おわりに

たとえ戦場にあっても敵を倒すためなら何をしてもいいわけではないし、まして武器を持たない一般市民を傷つけることは固く禁じられる。ナイチンゲールが象徴した博愛の精神とはこのことだった。それは後になってさまざまな国際法や条約という形で実を結んだはずなのに、わたしたちは今また「博愛」が踏みにじられるのを目のあたりにしている。象徴としてのナイチンゲールの使命はまだ終わっていない。

まつの・おさむ◉愛知県立芸術大学名誉教授。一九五二年生、愛知県生まれ。名古屋大学大学院教育学研究科博士課程、単位取得満期退学。博士（教育学）。主著に『近代日本の公民教育』名古屋大学出版会、一九九七／フローレンス・ナイチンゲール著、松野修訳：英国陸軍の衛生状態、総合看護、二三巻四号、一九八八／ナイチンゲールはなぜ看護の道を選んだのか」『創造されたヒロイン、ナイチンゲールの虚像と実像』日本看護協会出版会、二〇二二などがある。

いのちの尊厳――食べること、看護すること※

辰巳 芳子・川嶋 みどり

「死にたくない」と言って兵営に入って行った

川嶋　以前、辰巳先生が出演されたテレビ番組を拝見したとき、早くに戦争で亡くされたご主人のお話を少しされていました。「戦争に行きたくて行った人など一人もいない」「死にたくないと小声で言った夫の無念が今も心の中にある」という言葉が忘れられません。

辰巳　私と夫はお見合いだったんですが、お話がまとまった直後に召集がかかったのね。そこで父は彼に会いに行って「とにかく無事に帰ってきてから結婚すればいいでしょう」と言ったところ、彼は無言でうなずきながら涙を一粒こぼしたそうです。

それを聞いた私はすぐにこの人と結婚することを決めました。死ぬかもしれない人を泣かせたまま行かせるのは良くないんじゃないかって、そのとき思ったのね。それで急いで挙式をして一週間

※ 初出「教養と看護」(https://jnapcdc.com/LA) 2018年8月公開「〈いのち〉を尊厳する～食べること、看護すること。」に加筆し再構成。

くらいして夫は兵隊に行きました。その後、本当の召集がかかる前に一度戻ってきたんだけど、そのとき私に言ったんですよ、「死にたくない」って。そう言いながら兵営に入って行った。その無念はしっかりと私の腹の底にしまってあるの。

私はこれまで食に関する運動を三つ立ち上げて、それらを今も続けていますが、根っこには夫のように若くして死んだ多くの若者の無念に対する餞《はなむけ》の意味があるの。

川嶋　二三〇万人の戦死者のうち、七割が餓死だったという記録が残されています。そして五六万人を超える未亡人が生み出された……。

辰巳　夫から出征するという連絡を受けて、兵営から出ていく兵隊の隊列を見に行きました。それが彼を見た最後だったのね。半袖の軍服を着て、足はゲートルに地下足袋。半袖ということは南方へ行くということ。そこには必ずジャングルが待っている。なのに地下足袋ですよ。その頃の日本にはもう兵隊に靴を履かせるほどの余力もなかったんですね。だからといって兵隊に地下足袋を履かせてジャングルを歩かせるなんて何事ですか？ そんなことをしてまで人を集めて連れて行ったのよ。それこそが絶対に私たちが忘れてはならない、この国の実態なんだって思ったわね。今もしっかりと覚えています。忘れませんよ。

だから、次にどんな時代が来ても米と大豆が失われないように、という仕事をずっと続けているわけです。食べることはいのちの基盤なの。「良い食材を伝える会」「確かな味を造る会」「大豆一〇〇粒運動」[*1]を三〇年も続けさせる力というのは、戦争で死んだ若者の無念を思う気持ちです。

＊1　子どもたちに大豆をまき育ててもらうことで日本の大豆を復興させようと、2005年にNPO法人「大豆100粒運動を支える会」が設立された。辰巳氏が会長を務め、大豆を愛する有志がボランティアで運営している。

若者の無念について、この国はまったく取り上げません。美化するばかりでね。「死にたくない」、私はその言葉をしっかりと心にしまってあるの。

川嶋　しかし今はそうした戦争の悲惨さに対する気持ちが鈍麻してきていて、昔の教訓を忘れ、国全体のムードがどんどんときな臭い方向へ引きずられているように思います。だから私たちのように本当の戦争を知っている者が、そこであった真実を伝えたいんだけど、若者たちにとってはどうしても昔語りになってしまう。

辰巳　戦争なんか、いいことなんて一つもないの。私は七五歳になったときにフィリピンへ渡り、コレヒドール島を訪れました。そこはかつて、水も食べ物もない最大の激戦地だったところですが、あちこち見て回っているうちに気づいたの。いろんなところにテニスコートがあるんです。「あら？アメリカ人は戦争中にテニスをしていたのかしら」と、一瞬思ったんだけどそうじゃない。実はその下に水を貯めるプールがあったんです。それを隠すためにテニスコートで蓋をしていたのね。つまり、アメリカはそういうものをつくっておいてから戦争に臨んだんですよ。それに対して日本兵は、いくら喉が渇いてもジャングルの中で草の露を舐めるより仕方がなかった。

アメリカとフィリピンは戦争の前から仲が良くて付き合いがあった。だからそのような設備も用意ができた。日本はそうした関係性を理解するための調査すらしていなかったのよね。プールの建設だって現地で目にしている日本人もいたはずなのに、そのことと島には水が一滴もないという事実が結びついていなかったんですね、きっと。

一体どうして、そのようなものごとの見方の不足が起きてしまうのか。昔の武士たちはそういう点では非常に賢かったはずです。殿様たちは各藩を守るためにとても注意深かったのに、明治以降そういうことがだめになってしまったのはなぜなんでしょう。

川嶋　本当にそうですね。長い歴史を振り返れば私たちは「治山治水」の考えをもとに国土の保全を行ってきたはずなのに、今は植林もせずに木をどんどん伐採し、崖を切り崩して新しい住宅をつくったりしています。そうして経済活動優先でやってきたことが、例えばいま各地で起きている大豪雨での被害にもつながっているのではないでしょうか。

東日本大震災での支援もそうですが、被災地の救済よりも軍事費やカジノなどに多額の予算をつぎ込もうと考える政府のやり方に、あの戦争の始まりのときと同じ危惧を感じます。とても怖いというか、もし再び繰り返すようなことがあったら私たちの子孫に申し訳がたちません。

辰巳　そうですね。学問はちゃんとあるのに、勉強を重ねている人の力を取り入れることができない。何がそれを妨げているのか。なぜ最もいい方向を探すのがこんなに下手になったんでしょう。

生活を交換して、互いに理解し合う

辰巳　先生ね、私、韓国の人に言われたことがあるんです。日本人はその季節季節で丁寧に食べることを大事にしているけれど、私たちは季節をしっかりと先どりして食べていくのよって。あちらは気候がきびしいでしょ。だから春を過ぎると、暑い夏を迎えるような食事をする。秋には寒い冬を乗り越えられるような食事をとり始めるということですね。それは賢い考え方です。
具体的にどのような工夫をしているのか実はまだ知らないんだけど、例えば夏には米をどのように食べていますか？　汁物はどうやってつくりますか？　という話を聞いて、女同士そういうところから友達になっていくことで、韓国や北朝鮮の人々ともうちょっと仲良くなれると思うのね。

川嶋　長田弘さんの詩集に『食卓一期一会』（晶文社、一九八七年）というのがあって、こんなことが書いてあります。「ユッケジャンの食べ方」という詩ですが、

悲しいときは、熱いスープをつくる。／むね肉・カルビ・胃壁・小腸。／牛モツをきれいに洗って、／水をいっぱい入れた大鍋に放りこむ。／ゆっくりくつくつと煮てスープをとる。／肉が柔らかくなったらとりだして／指でちぎる。

……と、料理の方法がていねいに記してあって、最後に、

ユッケジャン、大好きなスープだ。／スープには無駄がない。／生活には隙間がない。

と書かれています。

辰巳　いいですねえ。こういう詩などをきっかけにして、韓国の女性たちのスープのつくり方、ご飯のつくり方、それから漬物のつくり方について習うといいですね。そういう付き合いができたらいいな。川嶋先生がぜひその受け皿になってほしいわね。

川嶋　私、ソウル生まれですからね[*2]（笑）。幼い頃にいただけなので直接的なつながりはもうありませんが、お漬物の味だけはよく憶えていて、今でも師走の年中行事で毎年キムチを漬けていますよ。

辰巳　食べ物をめぐってさまざまな交換をして、いろんな人と仲良くできたらいいのよね。他にも例えば日本の浴衣地をお送りして、あちらの民族衣装にアレンジしていただくとか、生活のやり取りをするというのがとてもよい気がしますよ。それなら国際問題にも抵触しないしね（笑）。

食は一代限りじゃない

川嶋　先生のお母様、辰巳浜子さんは戦時中の食糧難にもかかわらず、いろんな工夫をされて家族の食を守られましたね。有名なお話としてはパン・ド・カンパーニュ[*3]のこととか。

辰巳　どうしてああいうものを、すっとつくれたのかねえ。不思議な人でした。材料を見てあっとひらめいてくるのよね。ある日、大切な配給の小麦を粉屋で挽いてもらってくると、台所の板場に座ってその粉の中に手を入れ、何度も何度もこんなふうに手で粉を扱っていたの。そうこうするうちにふと思いついたように、まず塩と油を粉に揉み込み、それから水で混ぜて厚手のお鍋で焼いた

＊2　川嶋氏は銀行員の父が赴任していた韓国のソウルで生まれ、その転勤に伴い朝鮮半島や中国の学校を転々とし終戦を北京で迎えた。

んですね。厚さにして七センチ、直径が二〇センチあまりのパン・ド・カンパーニュですよ。それを防空壕に保管しておいて、家族みんなでずっと食べていたの。

川嶋　これがそのときのお鍋ですよね。

辰巳　そうそう。そのお鍋を母が買ってきたときのことは忘れないわ。「今日は清水の舞台から飛び降りちゃった」ってね（笑）。

川嶋　高かったのね（笑）。

辰巳　そうね。でも母はこれでありとあらゆるものをつくってくれた。牛肉の塊を手に入れたときは、ローストビーフをつくって保存食にし、何日もかけてみんなで食べたわ。

川嶋　私の家族が敗戦時に中国から引き揚げてくるときも、母が大量の牛肉を買い込んできて、大きな鍋で砂糖と醤油、生姜を入れてすごい時間をかけて煮たんです。私はアク取り係で一日中鍋のそばにいて、煮しめに煮しめたそのお肉を背負って引き揚げ列車に乗りました。逃げるように帰るときに、どうしてこんなに手間ひまかけてつくった重いものを持たなきゃいけないのかって思ったんだけど、道中それが私たち子どもの重要なタンパク源になったんですね。

私ね、先生が「食といのちに対する考えは一代で決まるものではありません。私の母や父、そのまた両親から受け継がれてきました。とくに母・浜子が私たち三人の子どもと戦中戦後を生き抜いた体験は、我が家の食に対する考え方を決定づけ、いまの私を形づくったのです」（『辰巳芳子のひとこと集―お役にたつかしら』前出）とご本に書かれていて、本当にこの「食は一代限りじゃない」とい

＊3　ライ麦粉や精製度の高くない小麦粉を使い、大振りにつくられたパン。素朴な外観と味わいにパリ市民が故郷の味を思い出してパン・ド・カンパーニュ（田舎パン）と呼んだ。

うことを伝えていかなければならないと思っています。

辰巳　それは教育の問題ですね。例えば一〇歳の子どもに「あなたはもう十にもなったんだから、自分のいのちを守るためにこういうことや、ああいうことができなければならない」と、学校が教え、親も教える。そういう教育がないですよね。もっとあっていいはず。

そもそも、いのちがなぜ大切なのかを、それぞれが自分自身でよく考える必要がありますよ。私がいつもいろいろなところに記している言葉を、最後にご紹介しておきましょう。

―食に就いて―

「いのち」の目指すところは
「ヒト」が「人になること」「なろうとすること」
この命題に向けて「ヒト」が心することは、

・いのち（神佛）の慈悲から、目をそらさぬこと。
・愛し愛されることを、存在の核にすえること。
・宇宙・地球　即ち風土と一つとなりその一環を生きること。

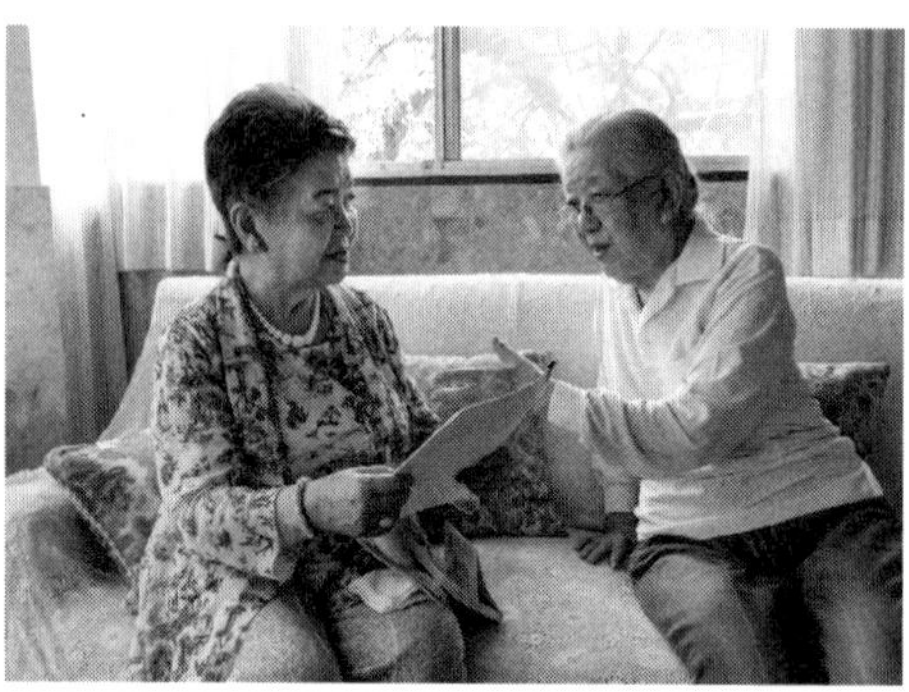

料理家として、看護師として「生きることと食べること」に真摯に向き合ってきた辰巳氏（右）と川嶋氏（左）。

「食べもの」をつくり　食すということは、この在り方を尊厳することである。

手は熱く足はなゆれど
われはこれ塔建つるもの

（宮澤賢治の遺稿「疾中」より）

たつみ・よしこ◉一九二四年生まれ。料理研究家。聖心女子学院卒業。家庭料理、家事差配の名手である母、辰巳浜子の料理とその姿勢を継承しつつ、独自に仏・伊・西料理も学ぶ。広い視野と深い洞察にもとづき新聞・雑誌・テレビなどで日本の食に提言し続けてきた。安全で良質な食を次世代へと伝えるために「大豆一〇〇粒運動」会長、「良い食材を伝える会」会長、「確かな味を造る会」の最高顧問を務める。

かわしま・みどり◉一九三一年生まれ。看護師。一九五一年日本赤十字女子専門学校卒業。一九七一年まで日本赤十字社中央病院、日赤女専、同短期大学に勤務、一九八四年健和会臨床看護学研究所創設、二〇〇三年日本赤十字看護大学教授、二〇一一年日本赤十字看護大学名誉教授。二〇一三年一般社団法人日本て・あーてTE－ARTE推進協会代表理事に。二〇〇七年第四一回ナイチンゲール記章を受章。

二人の対談は二〇一八年の夏、鎌倉市にある辰巳氏の私邸にて行われた。以下は現在療養中の辰巳氏に向けて書かれた川嶋氏からのメッセージである。

芳子 先生

その後、如何お過ごしでしょうか。コロナ禍で対面叶わぬまま、お話の続きをしてみようと思います。

先生は、以前から政情不安や自然災害時の食糧事情の悪化への対処の必要性から、食料自給に有用な人づくりのための活動を続けていらっしゃいましたよね。それは、食料自給率がカロリーベースで四〇パーセントを下るといった状況下で、「食は日本だけで考えられることではなく、世界の食の問題の中における日本の位置づけを考えなければなりません。水も食べ物も困る時が来ます。経済もこのまま成長し続けるとは限らず、諸状況によって外国から食材を調達できない時もくるでしょう」(『この国の食を守りたい』筑摩書房、二〇〇九年)ということからでした。子どもたちが大人になった頃の日本の農と食事情を危惧され、その一つが、小学生らへの大豆一〇〇粒運動で、印象深く聞かせていただきました。

二〇二二年六月現在、ロシアの不当な侵攻によるウクライナの戦火は収まるどころか、長期化の様相を示しています。映像を通して伝わってくる戦争の破壊力、不条理さ、悲惨さ、そして、当事国だけではなく他国にもさまざまな影響をもたらすことを実感しています。なかでも、ヨーロッパの穀倉と言われるウクライナが戦場となった今、世界の食料危機が迫りつつあり、中東やアフリカでは多くの飢饉・飢餓が起きるだろうと言われていて、まさに芳子先生の危惧感が現実味を帯びてきました。

先生がこれまで、スープの湯気の向こうから、絶えず食といのちの営みを哲学的に問い続けられてこられた根底には、ご自身の戦中・戦後の体験が深く関わり合っていて、「戦争で死んだ若者の無念に報う」気持からと伺っておりましたが、この対談では、僅か三週間足らずの新婚生活で、「死にたくない」との言葉を残して戦死されたとご夫君への思いと、無謀な戦争を行った為政者への怒りを感じました。

かねてから、誰に対しても忖度せずはっきりとした物言いをされる先生ですし、平和の証である憲法九条の改憲には強く反対していらっしゃったことからも、今のウクライナや台湾有事などを機に、専守防衛を逸脱するような軍備拡張政策には、きっと厳しい発言をされるのではないでしょうか。

本土復帰五〇周年を迎えた沖縄の慰霊の日に、小学二年生の少女が謳い上げた自作の詩「こわいをしって　へいわがわかった」が反響を呼んでいます。あの大戦の空気を吸った者でなくても、少女と一緒に「せんそうがこわいから　へいわをつかみたい」思いを持ち続けてほしいと思います。戦中・戦後の食糧難を体験した私も、いのちと連動する「食」は、平和なくしては営むことができないと強く思います。まさに「食べることは生きること」なのですよね。

川嶋　みどり

「Nursing Todayブックレット」の発刊にあたって

日々膨大な量の情報に曝されている私たちにとって、一体何が重要でどれが正しく適切なのかを見極めることがますます難しくなってきています。

そこで弊社では、看護やケアをめぐりいま社会で何が起きつつあるのか、各編集者のさまざまな問題意識(＝テーマ)を幅広くかつ簡潔に発信していく新しい媒体、「Nursing Todayブックレット」を企画しました。

あえてウェブでもなく、雑誌でもなく、ワンテーマだけの解説を小冊子にまとめる手段を通して、医療と社会の間に広がる多様な課題について読者の皆さまと情報を共有し、ともに考えていくための新たな視点を提案していきます。

(二〇一九年六月)

●

本書についてのご意見・ご感想、著者へのメッセージ、「Nursing Todayブックレット」で取り上げてほしいテーマなどを編集部までお寄せください。https://jnapcdc.com/BLT/m/

Nursing Todayブックレット・16

戦争《せんそう》のある場所《ばしょ》には看護師《かんごし》がいる
――Nurses《ナーシズ》 in《イン》 Wartime《ウォータイム》

〈検印省略〉

二〇二二年八月一五日 第一版 第一刷発行

編集 「教養《きょうよう》と看護《かんご》」編集部《へんしゅうぶ》(https://jnapcdc.com/LA)

執筆 難波妙《なんばたえ》・榎田倫道《えのきだともみち》・松本圭古《まつもとけいこ》・吉田修《よしだおさむ》・白川優子《しらかわゆうこ》
川原由佳里《かわはらゆかり》・松野修《まつのおさむ》・辰巳芳子《たつみよしこ》・川嶋《かわしま》みどり

発行 株式会社 日本看護協会出版会
〒一五〇-〇〇〇一 東京都渋谷区神宮前五-八-二
日本看護協会ビル四階
〈注文・問合せ/書店窓口〉
電 話:〇四三六-二三-三二七一
FAX:〇四三六-二三-三二七二
〈編集〉電 話:〇三-五三一九-七一七一
〈ウェブサイト〉https://www.jnapc.co.jp

デザイン Nursing Todayブックレット編集部

印刷 日本ハイコム株式会社

ISBN978-4-8180-2529-5